コーチングを利用した糖尿病栄養看護外来

行動変容を促すスキルを身につける

著

松本一成

佐世保中央病院糖尿病センター長・長崎大学医学部内科臨床教授

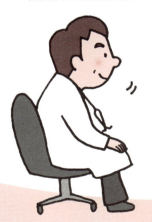
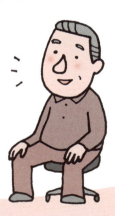

COACHING

中山書店

まえがき

　2004年の暮れのころ，私は博多駅構内にある本屋で偶然，ビジネスコーチングの本を手にした．パラパラと読んだところ，その内容に引き込まれてしまった．早速購入して，佐世保駅まで行く電車のなかで読みはじめた．そして，「これは，糖尿病診療にきっと役立つ」と確信した．自分が思いつくことだから，すでに医療にコーチングを適用させている人がいるだろうと思い，インターネットで検索をしてみた．すると，精神科医の奥田弘美先生がすでに「メディカルサポート・コーチング」を提唱していることがわかった．

　2005年早々に，奥田先生のワークショップが東京で開催されることを知り，迷うことなく参加した．そこでコーチングの練習の仕方とコーチングの実例DVDを入手し，帰ったらすぐに佐世保中央病院（以下，当院）のスタッフを相手に講義とロールプレイを行った．それまでの私は患者の話を聴かずに，正論だけをぐいぐいと押しつけるタイプの医師だったので，あまりの急変ぶりにスタッフは仰天していた．私の話だけではスタッフは半信半疑だった様子なので，奥田先生に依頼して当院の糖尿病センターでもコーチングのワークショップを開催してもらった．スタッフもコーチングを学ぼうという空気になった．

　私がコーチングを糖尿病診療で使いはじめた2004～2005年ごろは，「コーチング？　それって何？」「コーチングって本当に役に立つの？」と，言われることが多かった．その質問には，「コーチングって何だか，うさんくさい」というニュアンスが含まれていた．「いえいえ，コーチングは役に立ちますよ」と一生懸命に説明しようとしても，話しているうちに自分で訳がわからなくなることもあった．結局，何をすればコーチングで，何がコーチングでないのかを明確に定義して，説明することができなかったのである．

　それでも，患者の行動変容には，重要な技術であることには間違いな

かった．言葉で説明することは困難であったが，日々の糖尿病診療でコーチングを意識した医療面接を続けてきた．管理栄養士や看護師も仲間に巻き込み，チーム医療にコーチングを導入した．その成果を学会で発表したり，小規模なセミナーを開催したりしてコーチングのメリットも説いてきた．

　年月が経つにつれて，医療界でも誰しもがコーチングを知るようになってきた．医学雑誌や医療系のインターネット配信でも，しばしばコーチングが特集された．病院では，職員の研修にコーチングが利用されることも増えてきた．最近では，「どうすればコーチングが使えるようになるのか？」という質問が増えている．コーチングの有用性が広まるにつれ，疑問をもつより，興味をもつ医療者のほうが増えているようだ．糖尿病領域では，特にその傾向を感じる．

　糖尿病診療とコーチングの相性のよさに気づき，日々の診療で用いるようになっておよそ10年になる．コーチングを用いた管理栄養士，看護師，医師のチーム医療である「栄養・看護外来」も9年目になった．その間に，糖尿病の療養指導にコーチングを活かすセミナーの開催を依頼される機会が徐々に増えてきた．はじめは院内のスタッフだけを対象に行っていたが，やがて日本各地の糖尿病療養指導士のグループからも依頼が来るようになった．いくつかの製薬会社にはその活動を支援してもらった．この場を借りて御礼を言いたい．私が行う糖尿病とコーチングのセミナーでは，薬の効能などを話すことがないので，主催・共催企業にとっては宣伝効果などがほとんどない．それにもかかわらず，継続的に支援していただいた企業には本当に頭が下がる．彼らは糖尿病診療の質の向上に，コーチングが役立つと信じるからこそ，セミナーの開催に尽力していると言ってくれる．そう言われると素直に嬉しくなり，もっと頑張ろうと思う．もしかしたら，私自身が製薬会社の方々にコーチングされているのかもしれない（笑）．

　コーチングのセミナー終了後には，多くの糖尿病診療や療養指導に携わる医療関係者から，「コーチングは難しいけれども役に立ちそうだ．練習したい，使えるようになりたい」と，たいへん，ありがたい感想を

いただく．そして，「松本（私）が書いたコーチングの本はないのか？」と聞かれることも増えてきた．確かに，糖尿病とコーチングにターゲットを絞った実践的な本というものを見たことがない．もし，自分がそれを書くことができれば，きっと喜んでくれる医療者もいるだろうと思った．一方で，私はこれまでに本を書いた経験など皆無であり，到底無理なことのようにも思えて自信がなかった．

　2014年3月，札幌で行われた「糖尿病学の進歩」のイブニングセミナーで，「方法からはじめる糖尿病の医療面接―コーチングの使い方―」というタイトルの講演を行った．講演終了後に，中山書店の頼高さんから声をかけてもらい，この本を執筆することを勧められた．まさに渡りに船という気分だった．このことを報告すると，当院の看護師や管理栄養士も喜んでくれた．自分たちが日々行っている診療や療養指導が，本の題材になることなどそうそうあることではない．せっかく与えられた機会なので，内容の欲張り過ぎの感はあるが，これまでに自分たちが学習してきたコーチングのスキルとその使い方，コーチングに関するエビデンス，「栄養・看護外来」のやり方とアウトカム，コーチングのスキル上達のための練習法，などをできるだけわかりやすくまとめる努力をした．コーチングのセミナーに実際に参加をして，コーチ役やクライアント役を体験することに勝る学習法はないと思うが，本書がそのような実践型セミナーの予習や復習に役立てばとても嬉しいと思っている．

　さあ，コーチングを糖尿病診療で実践するための学習をはじめよう！

本書の構成について

　本書の目的は，コーチングを糖尿病の診療に利用するために私たちが行っている具体的な方法を披露することである．糖尿病の療養指導に行き詰まりを感じ，自らの「指導法」を変えてみたいと思っている多くの医療者に読んでもらいたい．

　1章では，「糖尿病の診療になぜコーチングが必要なのか」を記載した．糖尿病の治療が難しいのは，患者の生活習慣改善が容易ではないことと関連する．近年は，患者が治療の主体となるエンパワーメントの考え方が浸透してきた．このエンパワーメントを実践する方法の一つとして，コーチングは有用である．そこで，具体的なコーチングの対話スクリプトの例も記載している．糖尿病患者へのコーチングの際に，医療者と患者が対話をするイメージが湧くだろう．

　2章では，コーチングの基本スキルについて解説した．はじめに，円滑なコミュニケーションを開始するにあたって，立ち位置や見た目の問題をとりあげている．その後，コーチングの4つの基本スキル「聴く」「質問する」「承認する」「伝える」について，できるだけ実例を示しながら解説した．

　3章では，コーチングのエビデンスについて解説した．かつて，医療界では当然と思っていたことのいくつかは，実はエビデンスのないものであることがわかってきた．そして，無作為ランダム化比較試験により，治療の有効性の確からしさがわかるようになってきた．コーチングを糖尿病診療に利用しようという動きは，世界中で巻き起こっている．そこで，近年の論文から，コーチングが役に立つ場合と，そうでない場合について，検証を試みた．

　4章では，佐世保中央病院（以下，当院）で行っているコーチングを用いた糖尿病専門外来（私たちは「栄養・看護外来」とよんでいる）を紹介している．この外来では，医師の診察前に，管理栄養士と看護師がコ

ーチングを利用して，患者と毎回療養相談を行っている．もちろん，目的は患者が主体的に糖尿病治療に取り組めるように支援することである．栄養・看護外来の立ち上げまでに必要な準備や，栄養・看護外来における具体的な流れ，患者との対話方法について解説した．また，スタッフのレベルアップのために行っている栄養・看護外来カンファランスの方法も紹介している．

5章では，栄養・看護外来のアウトカムについて紹介している．コーチングをはじめたことによって，「医療者側がどのように変わったのか？」「患者は栄養・看護外来を受診してどのように思ったのか？」を，アンケート調査の結果から解説する．例えば，患者のHbA1cの経年的推移をみた結果，明らかに改善にしているため，栄養・看護外来が有効であることが推測される，などである．また，網膜症，腎症，歯周病へのアプローチとその結果についても紹介している．

6章では，コーチングのスキルを練習するため，コーチングのエクササイズの方法について解説している．コーチングは，実際にやってみないことにはなかなか身につかないため，コーチ役，クライアント役，観察者役の3人が一組となって行うロールプレイの方法を示している．取り上げるテーマについては，私がコーチングのセミナーでよく取り上げるものを示した．一つひとつのエクササイズは数分で終わるが，エクササイズを繰り返して，それぞれがコーチ役，クライアント役，観察者役の全てを体験することを推奨している．

途中に，気分転換のためのコラムも入れている．コラムには，コーチングをしていたと思われる有名人に関することを紹介した．また，栄養・看護外来に携わるスタッフの言葉や，コーチングによって患者から引き出されたアイデアも紹介した．肩の凝らない内容ではあるが，何かの役に立てば幸いである．

CONTENTS

まえがき… iii
本書の構成について… vi

1章 なぜコーチングの技法が必要か

●糖尿病患者は食事療法や運動療法が苦手
　―わかっていてもなかなか行動することができない………………………… 2
　　治療がなかなかうまくいかない糖尿病患者── 2
　　Column 栄養・看護外来スタッフの言葉より── 4
●指示・命令だけではうまくいかない．コーチングを用いたら？ ………… 5
　　行動変容：アメーバ理論ではうまくいかない── 5
　　主役の交代：エンパワーメント── 6
　　そうだ，コーチングがあるじゃないか！── 7
　　コーチングとはどのようなこと？── 8
　　コーチングはどのようなときに効果を発揮するのか？── 9
　　Column この人も「コーチング」をしていた？ 吉田松陰（幕末の思想家）
　　　　　── 11
●糖尿病コーチング 対話の実際………………………………………………… 12
　　コーチングを意識しない場面── 12
　　コーチングを意識した場面── 13
　　コーチングを意識しない場面と意識した場面の比較── 14
　　コーチングの学習が必要な理由── 15

2章 コーチングの基本スキル

●コミュニケーションを開始するにあたって………………………………… 18

立ち位置について── 18
　見た目について── 21
　相手に合わせるペーシング── 21
　Column 栄養・看護外来スタッフの言葉より── 22
●コーチングの基本となる4つのスキル ……………………………………… 23
　聴くこと── 23
　質問すること── 29
　承認すること── 39
　伝えること── 42
　Column 患者さんから引き出されたアイデア── 45
●面接中に方向を見失わないための「コーチング・フロー（流れ）」 ……… 46
　4ステップのコーチング・フロー── 46

3章 コーチングのエビデンス

●論文にみるコーチングのエビデンス ………………………………………… 50
　糖尿病とコーチングに関連する学術論文の数── 50
　コーチングが有効であった論文の紹介── 51
　コーチングが有効ではなかった論文の紹介── 53
　コーチング介入のメタアナリシス── 54
　Column この人も「コーチング」をしていた？ 山本五十六（日本海軍軍人，連合艦隊司令長官）── 56

4章 「栄養・看護外来」の実際

●佐世保中央病院における「栄養・看護外来」……………………………… 58
　当院の栄養・看護外来が誕生するまで── 58
　栄養・看護外来の開始── 60
　栄養・看護外来の実際── 61
　具体的な栄養・看護外来の進め方── 66
　栄養・看護外来での注意事項── 68

栄養・看護外来カンファランス──70

5章 「栄養・看護外来」のアウトカム

● 「栄養・看護外来」開設後にもたらされた変化 ……………………………… 74
医療者側の変化──74
患者からみた栄養・看護外来──76
栄養・看護外来の開設後のHbA1c値の時系列変化──77
糖尿病合併症に関するアウトカム──78
Column 患者さんから引き出されたアイデア──80

6章 コーチング・スキルを磨く

● コーチングの基本スキルの練習方法 ……………………………………… 82
基本スキル「聴くこと」のエクササイズ──82
基本スキル「質問すること」のエクササイズ──87
基本スキル「承認すること」のエクササイズ──89
基本スキル「伝えること」のエクササイズ──90
総合的なコーチング・スキルのエクササイズ──92
録音によるコーチング学習のススメ──93
日本臨床コーチング研究会──94
参考図書──95
Column 患者さんから引き出されたアイデア──97
Column この人も「コーチング」をしていた？ 落合博満（プロ野球チーム「中日ドラゴンズ」元監督）──97

索引──99

1章

なぜコーチングの技法が必要か

糖尿病患者は食事療法や運動療法が苦手
―わかっていてもなかなか行動することができない―

治療がなかなかうまくいかない糖尿病患者

　糖尿病という病気は本来とても怖い病気である．治療が不十分で高血糖状態が持続すれば，合併症の出現により，視力障害，透析療法，下肢切断といった生活の質（Quality of Life）の低下をまねくからである．また，心筋梗塞，脳梗塞，末梢動脈疾患などの動脈硬化性疾患の頻度は2～4倍に増加し，健康寿命あるいは生命そのものの短縮をきたす．加えて，感染症に罹患しやすく，難治性の要因にもなる．

　このように，たいへん怖い糖尿病ではあるが，DCCT（diabetes control and complications trial），UKPDS（United Kingdom prospective diabetes study），Kumamoto Study などの臨床試験の結果から，HbA1c を 7 ％未満にコントロールすることによって糖尿病合併症は有意に抑制できることが明らかになってきた[1～3]．日本糖尿病学会による『糖尿病治療ガイド 2012-2013』では，合併症予防のための血糖コントロール目標値を HbA1c 7 ％未満であると記載してある[4]．また，近年では糖尿病治療薬の種類も従来と比べて大幅に増えてきたために，治療の選択肢も広がってきた．

HbA1c 7 ％の壁

　しかしながら，HbA1c 7 ％未満の達成は決して簡単なことではないようだ．「平成 24 年 国民健康・栄養調査」（厚生労働省）の結果では，糖尿病が強く疑われる人は 950 万人であり，男性 15.2 ％，女性 8.7 ％に相当する．糖尿病が強く疑われる人のうち，「治療を受けている人」の割合は，男性 65.9 ％，女性 64.3 ％である．

糖尿病データマネジメント研究会によれば，2012年の日本人の2型糖尿病患者の平均HbA1cは7.06％であり，HbA1c7％未満の達成者は54.2％と報告されている[5]．つまり，糖尿病が強く疑われる患者の60〜70％が治療を受けているものの，そのうち半数近い患者は糖尿病コントロールが不十分なままなのである．加えて，症状がないために治療をしていない患者や治療を中断してしまった患者も多数存在しているのが実情だ．前述の「平成24年 国民健康・栄養調査」では，糖尿病が強く疑われる人のうち，「ほとんど治療を受けていない人」は，男性27.1％，女性31.3％であると報告されている．

　糖尿病治療の基本は，食事療法，運動療法，薬物療法である．山本壽一氏らの調査によると，糖尿病患者における薬物療法は90％以上の実施率なのに対し，食事療法・運動療法の実施率は60％程度と低いものであった[6]．糖尿病患者にとって，生活習慣を変えることはなかなか困難なようだ．

症例

● **患者情報　性別：男性，年齢：57歳，職業：会社役員，家族歴：兄が糖尿病，喫煙：あり（1日60本），飲酒：なし，間食：大いに好む**

　48歳のときに糖尿病を指摘されて教育入院となった．はじめは経口血糖降下薬で治療していたが，コントロールが不良であるため，外来でインスリン治療が導入された．その後は，強化インスリン療法を行っているが，HbA1c10％以上が常態化している．スルホニル尿素薬やインスリン感受性改善薬などをインスリンに併用しても，コントロールの改善は一過性である．

　出張の度にコース料理や宴会料理を平らげ，果物や菓子は好きなだけ食べている．喫煙も，ストレスが多いからといって続けている．一方で，検査で微量アルブミン尿や頸動脈硬化を指摘されると，過剰なほどに心配し，「もう間食はしない」「食生活を改める」「運動をする」などの発言をするが，"喉元すぎれば熱さを忘れる"で，実際には生活習慣は変わることがない．

　定期通院を欠かさない分だけ，まだよいほうかも…．

血糖コントロールが悪くても，危機感なし⁉

　上記の症例のように，定期的に通院しているにもかかわらず，HbA1c 10％以上が常態化している21例（男性9例，女性12例）の2型糖尿病患者の特徴を調査した筆者たちの研究報告がある[7]．平均年齢は55±17歳で，21例中14例はすでにインスリン治療を行っていた．しかし，7例はインスリン治療に同意していなかった．これらの患者の感情的負担度と抑うつ度をコンピュータプログラムで解析した．

　患者は血糖コントロールがまったくよくないにもかかわらず，糖尿病に対する感情的な負担度は意外なほどに軽度であった．つまり，血糖コントロールが悪くてもあまり危機感を感じていないという結果であった．自分の糖尿病のことを重大な問題であるとは捉えていないらしい．抑うつ状態は6例（28.6％）に認められたが，高度なうつ状態ではなかった．糖尿病治療において，関心のある領域では「食事療法」が最も多く，次が「何にも関心なし」であり，その次が「運動療法」であった．ところが，関心はあっても，その問題を解決するために自らの行動を変える自信度は極めて低いものであった．

　食事療法が大切と思う一方で，それを実行する自信はなく，具体的な取り組みもないのである．彼らは，決して長生きしたくないわけではないし，糖尿病治療の重要性を理解していないわけでもない．何を変えればいいかの道筋も明確に示されている．それでも自らの生活習慣を変えられないのである．

Column
栄養・看護外来スタッフの言葉より

- 不機嫌な表情で悩みを抱える患者さんの話を傾聴したら，次の診察のときに一変して表情が穏やかになっていた（看護師Aさん）．
- 治療に対し，投げやりな感じのする患者さんが，傾聴することと，よいところを承認することで，言葉数が増えて食事に気を配るようになった（管理栄養士Bさん）．
- 「聴くこと」が大切と思って向き合うだけで，患者さんとの関係がよくなったような気がする（看護師Bさん）．

指示・命令だけではうまくいかない．コーチングを用いたら？

行動変容：アメーバ理論ではうまくいかない

　人が他人の行動を変えようとするとき，しばしば「アメーバ理論」（図1）を採用する傾向がある[8]．単細胞生物であるアメーバの行動を変えさせるには，針でつつくなど刺激をすれば動かすことができ，砂糖などを与えれば好きな方向に誘い出すことができる．すなわち，「飴と鞭」のように単純な方法が有効なのである．

　アメーバが相手であれば，どのようなときでも同じ刺激に同じように反応するであろう．しかし，相手が糖尿病患者の場合はどうだろうか？　糖尿病合併症の怖さを教え，治療のための食事療法と運動療法を実行する方法を教え，患者の知識を増やして叱咤激励する．これで全ての患者がよくなるだろうか？　答えは否である．アメーバ理論で問題が解決するなら，医療者は糖

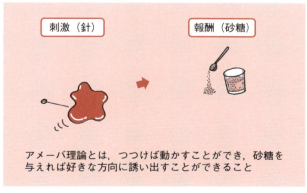

アメーバ理論とは，つつけば動かすことができ，砂糖を与えれば好きな方向に誘い出すことができること

図1 アメーバ理論

> **表1** アメーバ理論の問題点

- 刺激（おどしや叱咤激励）なしには行動しないため，長期にわたる効果の持続が望めない
- 食事療法・運動療法を怠っても，すぐには悪影響が出ないことを学習して見つけ出す
- ただ刺激に反応するだけであるため，自己修正の能力が身につけられない
- 刺激を受けたときにだけ行動するので，自発性を損ない，受動的となる
- アメーバ理論は即効性を大切にしているので，長期にわたって治療を継続する能力が育たない

尿病治療に悩むことはなくなるだろう．実は，アメーバ理論にはいくつかの問題点があることが知られている（表1）．

結局，アメーバ理論の本質は，人を意のままに操るということにある．しかし，人は誰もが，どんな形であれ，他人に操られることを嫌っている．

主役の交代：エンパワーメント

最近の糖尿病教育の大きなパラダイムシフト（考え方の劇的な変化）として，「エンパワーメント」という概念が登場してきた．エンパワーメントという考え方は，米国のAnderson RとFunnell Mにより1997年に提唱されたものである[9]．その後，日本では石井　均氏らを中心にして全国に爆発的に広まっていった[10]．

例えば，患者に糖尿病の正しい知識を与えるだけで望ましい行動変容が出現するかといえば，それはなかなか難しい．従来の糖尿病療養指導は「医療者が糖尿病を管理する」という考えに基づいていたが，エンパワーメントでは「患者が糖尿病を管理する」へと考え方が変わる（図2）．

そして医療者の役割は「患者が糖尿病を管理するために，自分の潜在能力を見つけ出し，その力を発揮できるように援助する」となった．糖尿病療養指導の担当者にとっては，まさに目からウロコのコペルニクス的な考え方の転換である．その後，一部の医療者はエンパワーメントを自家薬籠のものとして療養指導の方法を適切に変えることに成功したが，一部の医療者はエンパワーメントの考えに理解を示しながらも，実際にどのように療養指導を行えばよいのかがわからないという悩みをもつことになった．

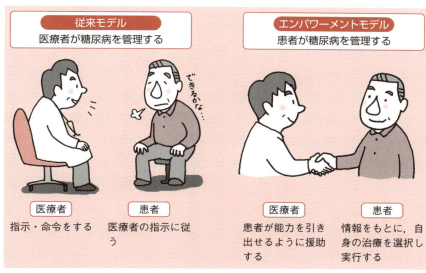

図2 従来モデルとエンパワーメントモデル

そうだ，コーチングがあるじゃないか！

　コーチングとは，クライアント（顧客）が目標に向かって自発的な行動を起こし，それを継続できるように支援するための特殊なコミュニケーション法である[11]．エンパワーメントもコーチングも「患者が糖尿病を管理する」という視点に立つので，共通点が多い．

　コーチングは，有名な学者がつくり出した理論でも，特別な新しい考え方や技術を用いているというものでもない．人の力を自然にうまく引き出せる人（天然のコーチ）を観察し，その言動パターンを体系化して，集積したものである．はじめは企業のマネジメントに活用できるということからビジネスパーソンに広く受け入れられてきたが，やがて教育や医療などの領域でもその有用性が明らかになってきた．

　コーチングを実践するにあたっては，クライアントの主体的な行動を引き出すためのスキルが，実践的な数十個にまとめられていることが特徴的な点である．そのため，一つのスキルを学ぶと，すぐに現場で使えるという簡便

性と即効性に優れている．また，現在ではコーチングの有効性について数々のエビデンスもある．したがって，糖尿病患者支援のためにエンパワーメントの概念を導入しようとする際に，どうすればよいかわからないのであれば，コーチングの技法を用いてみてはいかがだろうか？

コーチングは学習できる技術のため，練習すれば誰でも実施することができる．また，簡便性と即効性があるので直ちに実施できる．例えば，学生がファストフード店で接客のアルバイトをするとき，その店で作成した接客マニュアルに従って行動する訓練を受け，適切な接客スキルを身につけることで，学生アルバイトであっても店員としてきちんと従事することができるようになる．

このように，おそらく医療者もコーチングを学習することで，患者との上手なコミュニケーションを図れるようになれるはずだ．方法・形からはじめるコーチングは，エンパワーメントの考え方である「患者が糖尿病を管理する」を実践に移すものである．コーチングは糖尿病の療養指導に役立つツールになるに違いない．

コーチングとはどのようなこと？

コーチングの基本となる理念は「人が必要とする答えは，その人のなかにある」という考え方である．コーチはその答えを質問などを使ってクライアントから引き出していく[11]．

コーチングを，テニススクールの指導者と生徒の関係を例えにして考えてみよう（図3）．テニスのレッスンプロ（テニスの実力もある）は，ある日，ボールを最後まで見ていないため，なかなか上達しない生徒を見つけた．そこで，生徒へ「ボールをもっとよく見て！」と声をかけた．すると，声をかけられた生徒は心のなかでこう思った．「見ているんだけどなあ」．

それを見ていた自らテニスはできないものの，コーチングを学んだ人（素人コーチ）はレッスンプロに確かめた．「生徒がボールを最後まで見るようになればいいんですよね．では，僕もちょっと生徒に声をかけてみます」．素人コーチは生徒に声をかけた．「ボールはどんな回転をしていますか？」．生徒は，はっとし，「もっとしっかりボールを見なきゃ」と思った．この結果，

指示・命令だけではうまくいかない．コーチングを用いたら？

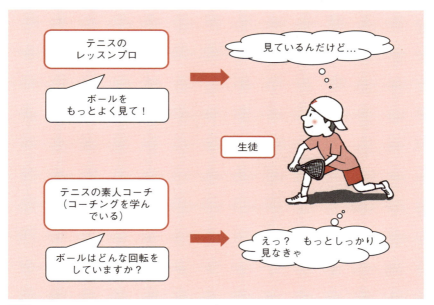

図3 あるテニス教室におけるコーチング

生徒にはボールをよく見てプレーをするという行動がもたらされた．

　ここで，レッスンプロが行ったことは，命令あるいはアドバイスである．もちろん，指示・命令やアドバイスが有効である場面も数多くあるが，この場面では有効ではなかった．一方，素人コーチが行ったことは生徒の気づきを引き出すための質問であった．

　コーチングは，クライアントが自ら気づき，主体的に行動を開始して成長することをサポートするものである．

コーチングはどのようなときに効果を発揮するのか？

　ティーチングとコーチングの違いについて考えてみよう[12]．

　ティーチングとは，私（医療者）がもっている答えを，相手（患者）に指示・命令・指導という方法で伝えることである．一般的な指導には，この方法が採用されている．問題が早く解決されるというメリットがあるものの，相手は受動的となり，「答え」が与えられるのを待つようになってしまう側面が

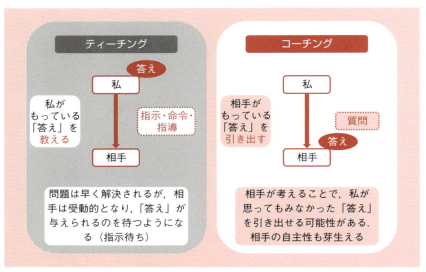

図4 ティーチングとコーチングの違いは？

ある．いわゆる「指示待ち」であり，主体性がなくなるのである．

　一方，コーチングでは，私（医療者）が相手（患者）のもっている答えを質問によって引き出す．質問によって相手が考えることにより，私が思ってもみなかった答えを引き出せる可能性があり，選択の幅が広がって相手の自主性も芽生える．つまり，相手の当事者意識を高めることになる（図4）．欠点としては，時間がかかってまどろっこしいことがあげられる．

　以上，ティーチングとコーチングの違いを簡単にまとめると，ティーチングは「私（医療者）が相手（患者）の問題を解決する」ことであり，コーチングは「私が相手に解決策について考えられるように問いかけをする」ことになる．

　コーチングは，「緊急性はないが重要なこと」に対し，特に有用であるといわれている．つまり効果的なゴールを実現するためには，最も大切な領域である．ところが，この領域は重要であるにもかかわらず，緊急性がないために，なかなか手がつけられないことが多いという実情がある．

糖尿病において「緊急性はないが重要なこと」とは

　糖尿病にこれを当てはめると，「緊急かつ重要なこと」とは，糖尿病合併症の出現や心筋梗塞の出現，あるいはシックデイであろう．その治療には，糖尿病内科のみならず眼科・腎臓内科・循環器科などの医師を中心とした医療チームが懸命に治療に取り組むことになるだろう．まさに緊急事態である．

　一方，「緊急性はないが重要なこと」とは，日々の糖尿病のコントロールになるだろう．つまり，食事療法・運動療法・服薬アドヒアランス・経過の記録などである．これらの課題を達成していくことは，将来的に緊急かつ重要な問題（合併症や心筋梗塞）を減らしていくことになる．したがって日々の糖尿病のコントロールは，緊急事態が起こらないようにするという真の意味でのリスクマネジメントになるのである．

Column
この人も「コーチング」をしていた？
吉田松陰（幕末の思想家）

　吉田松陰は，人材教育の達人として知られている．30歳で獄死するまでに，長州藩の松下村塾にて，久坂玄瑞，高杉晋作，伊藤博文，山縣有朋など，幕末から明治維新にかけて大きな影響力をもつ人材を育てた．

　松陰の教育方法は対話形式であったそうだ．つまり，一方的な教育ではなく，「これについては，どう考えるか？」という質問を多用し，対話によって育てた．また，身分や年齢，経歴などによる先入観には一切とらわれず，各々の長所を見つけて引き出し，やる気を奮い立たせたそうだ．入門を希望する者には「授業は能わざるもの，君と共に研究せん」と答え，教師と生徒という立場ではなく，ともに学ぶ同士として，塾生と平等な立場で接した．松陰の方針は現在進行形，個別対応，双方向性というコーチングの3原則を正しく踏まえており，とてもコーチング的だと思う．

● 出典
・勉強が大好きになる学習コーチング．part 2　吉田松陰はコーチングのお手本．
　http://coaching.iyashi181.info/coachi2

糖尿病コーチング 対話の実際

　本項では，医師と糖尿病患者（男性，47歳，多忙な会社員）の経口血糖降下薬の開始をめぐる対話について，コーチングを意識しない場合と，コーチングを意識した場合を対比する．

コーチングを意識しない場面

[医師] 糖尿病の薬を飲みたくないのはどのような理由ですか？

[患者] そんなに悪いですか？　糖尿病の薬は一度飲んだらずっと続けるんですよね．まだ必要ないんじゃないですか？　もう少し食事と運動で頑張ります．

[医師] いいえ，HbA1c 7.6％は十分に悪いですよ．ガイドラインでは「合併症予防のための目標は7％」ですからね．薬が必要です．

[患者] 先生はそう言われますが，私は何ともないんですよ．毎日元気です．それに，糖尿病の薬を使うと低血糖になると聞いたことがあります．低血糖は怖いっていうじゃないですか．

[医師] 確かに低血糖は問題になるかもしれませんが，今は低血糖を起こさない薬もあります．何よりも現在，血糖値が高いのです．

[患者] 例え低血糖の心配がなくても，まだ薬に頼りたくありません．

[医師] 糖尿病の合併症が起きてもいいんですか？　将来，失明するかもしれませんよ．透析になることだってあるんですよ．

[患者] とにかく，あと1回待ってください．食事と運動を一生懸命頑張りますから．

[医師] 仕方ありませんね．じゃあ，あと2か月待つことにしましょう．それで血糖値が下がっていなければ，必ず糖尿病の薬を飲んでください．

コーチングを意識した場面

*【　】内は，コーチングのスキル

[医師]① 糖尿病の薬を飲みたくないのは，どのような理由からですか？【オープン型質問】

[患者]② そんなに悪いですか？　糖尿病の薬は一度飲んだらずっと続けるんですよね．まだ必要ないんじゃないですか？　もう少し食事と運動で頑張ります．

[医師]③ まだ大丈夫だと思っているのですね．それと薬を飲み続ける必要があることも気になるのですね．【承認】【オウム返し】

[患者]④ そうなのです．だから薬はいらないと思っています．

[医師]⑤ なるほど．【承認】　将来合併症にならないためにはHbA1cは7％より低いほうがよいことはご存知ですよね．そして，今回は7.6％ですが，ご自身ではどうしたいのですか？【オープン型質問】

[患者]⑥ それは，もちろんHbA1cは下げたいですよ．できれば6％くらいまで．

[医師]⑦ 食事と運動だけで糖尿病をよくしたいのですね．【オウム返し】一方で仕事がとても忙しいため，食事や運動に納得いくまで取り組む時間がとれていないのでしたね．【サマリー返し】

[患者]⑧ そうですね．頑張ろうと思うのですが，なかなか時間がないですね．

[医師]⑨ 仕事が忙しいなかでは，生活習慣の改善だけで血糖値を正常にするのには限界があるかもしれませんね．【承認】

[患者]⑩ まあ，そう言われればそうですけど．

[医師]⑪ では，ちょっと，これを見てもらえますか？　糖尿病は年々，膵臓の能力が低下していくことが普通なのですよ．はじめは食事・運動だけでコントロールできていても，やがて薬が必要になり，そして何種類もの薬が必要になって，16年をすぎるとインスリンが必要な患者さんも増えてきます．（情報提供）

[患者]⑫ そうすると私の糖尿病はまだ初期ですね．

[医師]⑬ はい．【承認】　さて，糖尿病の飲み薬のなかに，膵臓に優しい薬があります．これは，初期の糖尿病患者さんが服用し続けると膵臓への負

担が少ないので，糖尿病が重症になりにくいという効果が期待されています．**(情報提供)**

患者⑭ それはすごいですね．どうしようかな．うーん（心配そうな表情）．

医師⑮ 何か気になることでも？【オープン型質問】

患者⑯ 糖尿病の薬を使うと低血糖になると聞いたことがあります．低血糖は怖いらしいですね．それに，私は薬を飲んだことがないのできちんと飲めるかどうか心配です．

医師⑰ 低血糖は確かに心配ですよね．【オウム返し】ただ，全ての糖尿病の薬が低血糖を起こすわけではありません．最初に使う薬としては，低血糖を起こしにくい薬を考えています．また，それは1日1回の服用で朝でも昼でも夜でもかまいません．

患者⑱ やっぱり薬を飲んだほうがいいですかね？

医師⑲ そうですね．それでは，私から一つ提案があるのですが，聞いてもらえますか？【枕詞】

患者⑳ はい．

医師㉑ まず食事と運動の見直しをしながら，3か月の間，1日1回薬を飲みます．低血糖の心配はないと思います．ほかの副作用は血液検査で毎回チェックします．継続するかどうかは3か月間の効果をみて決めるというのではどうでしょう？【提案】

患者㉒ そうですね．それなら安心ですね．糖尿病の薬を飲んでみたいと思います．

コーチングを意識しない場面と意識した場面の比較

コーチングを意識しない場面と意識した場面を対比してみて，どのように思われただろうか？

コーチングを意識しない場面

医師は患者に対して「糖尿病のコントロールが悪いから血糖値を下げる薬を服用するしかない」という考えを押しつけている．この医師の判断は，おそらく正しく，糖尿病診療のガイドラインに沿ったものであり，エビデンス

もある．多くの医療者はこの医師の考えに賛同するだろう．けれども，結果的に患者は医師の提案を拒否している．医師が患者のためを思って行った提案を患者は拒否し，医師の思いは伝わっていない．

では，患者の思いはどうだろうか？　実は，医師は患者の思いをくみ取ることはまったくなく，血糖値を下げる薬を服用するという解決策に向かって一方的に押している．医師と患者の双方の意見は完全に物別れしている．

コーチングを意識した場面

医師は患者が糖尿病薬を服用するのを嫌がる気持ちを会話③，⑤，⑦において【承認】や【オウム返し】という形で受容している．患者の気持ちをそのまま受容しているが，患者の考えに同意しているわけではない．また，会話⑦，⑨では，患者の糖尿病の状態をよくしたい，すなわちHbA1c値を下げたいという気持ちと，糖尿病薬の服用を拒否することの矛盾を言葉にしている．つまり，ギャップを言葉でわかるように示している．

患者の気持ちを聞き出し，現実とよい状態とのギャップを明らかにした後，会話⑪，⑬では患者に対して中立的な立場で「情報提供」をしている．患者の抵抗は明らかに軽減し，糖尿病薬を服用した後の心配ごとを言葉にするようになっている．

また，会話⑮，⑰では患者の心配ごとについて取り上げて不安を減らしている．加えて，迷っている患者に対して会話⑲の【枕詞】で注意を喚起し，㉑の【提案】につなげている．患者は自分の気持ちを傾聴してもらったこと，自分の価値観をよく考える機会を得たこと，自分の意に沿った情報を知ったことから，医師の提案を抵抗することなく受け入れるようになっている．

プロセスをまとめると，「患者の考えを聴く」⇒「理想的な状態とのギャップを確認する」⇒「適切な情報を提供する」⇒「自己決定を促す」となる．このような意図をもったクライアントとの対話がコーチングである．

コーチングの学習が必要な理由

糖尿病は血糖値が高いからといって，すぐに自覚症状が出たり合併症が出現したりする疾患ではない．しかしながら，管理を怠ると合併症や心筋梗塞

などの緊急事態をまねくことになる．すなわち，緊急ではないが重要な問題となる慢性疾患の代表である．

　医療者の患者を治したいという気持ちは，コミュニケーションの仕方によっては患者の抵抗を高めてしまう結果となることもある．医療者が「何を話すか？」は重要である．そして，同様に，あるいはそれ以上に「どのように話すか？」もたいへん重要である．コミュニケーション能力を高めるためのコーチングの学習が必要とされるいわれでもある．

● **文献**

1) The Diabetes Control and Complications Trial Research Group. The effect of intensive treatment of diabetes on the development and progression of long-term complications in insulin-dependent diabetes mellitus. N Engl J Med 1993；329：977-986.
2) Ohkubo Y, Kishikawa H, Araki E, et al. Intensive insulin therapy prevents the progression of diabetic microvascular complications in Japanese patients with non-insulin-dependent diabetes mellitus：a randomized prospective 6-year study. Diabetes Res Clin Pract 1995；28：103-117.
3) UK Prospective Diabetes Study (UKPDS) Group. Intensive blood-glucose control with sulphonylureas or insulin compared with conventional treatment and risk of complications in patients with type 2 diabetes (UKPDS 33). Lancet 1998；352：837-853.
4) 日本糖尿病学会，編．治療目標とコントロール指標．糖尿病治療ガイド 2012-2013．文光堂；2012. p.25.
5) 糖尿病データマネジメント研究会ホームページ：http://jddm.jp/
6) 山本壽一，古家美幸，石井　均．糖尿病セルフケア行動と治療効果に関する研究．糖尿病 1999；42 (suppl 1)：S119.
7) 松本一成，藤島圭一郎，森内昭江，ほか．コントロールが改善し難い2型糖尿病患者の特徴について―アキュチェックインタビューによる分析．糖尿病診療マスター 2009；7：479-482.
8) J. フラーティ (コーチ・トゥエンティワン，監)．コーチング5つの原則．ディスカヴァー・トゥエンティワン；2004. p.28.
9) Anderson R, Funnell M. The Art of Empowerment：Stories and Strategies for Diabetes Educators. DAmerican Diabetes Association；2001.
10) 石井　均，監訳．糖尿病エンパワーメント．医歯薬出版；2001.
11) 伊藤　守．コーチング・マネジメント．ディスカヴァー・トゥエンティワン；2005. p.12.
12) 田口智博．コーチングで，力を最大限に発揮するサポートを．週刊医学界新聞 2013年9月9日 (第3042号)．

2章

コーチングの基本スキル

コミュニケーションを開始するにあたって

立ち位置について

コミュニケーションを行う際には，自分以外に相手が必要である．このときの自分と相手の位置関係に注目してみよう．この位置関係には，コミュニケーションをしやすくさせるものと，難しくさせるものが存在する．

ここでは，コーチ（医療者あるいは上司）がクライアント（患者あるいは部下）と1対1で話をする場面について考えてみる[1]．適切な立ち位置を知っているだけで，コミュニケーションはスムーズに開始できる．

命令のポジション（図1）

コーチは立ち，クライアントは椅子に座り，正面で向き合っている．コー

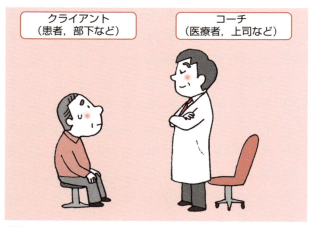

図1 命令のポジション

チは腕を組んで胸を張り，クライアントを見下ろしている．表情は何やら自信ありげである．一方，クライアントはコーチを見上げている．クライアントはコーチの威圧感に押し潰されそうである．

このようにコーチが上から見下ろす「命令のポジション」は，コーチングの望ましい位置関係ではない．

尋問のポジション（図2）

コーチは椅子に座り，クライアントは立ち，正面で向き合っている．コーチは腕も足も組み，胸を張ってクライアントを見上げている．やはり自信ありげな表情である．クライアントは立たされ坊主のような途方に暮れた表情になっている．

このように「尋問のポジション」でも，双方向性が成り立たず，コーチングをするための望ましい位置関係にはならない．

対話のポジション（図3）

コーチもクライアントも椅子に座っている．お互い45度前方を向いており，その間は45度＋45度＝90度になっている．また，お互いの距離はおよそ100cm程度である．

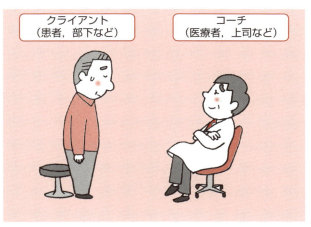

図2 尋問のポジション

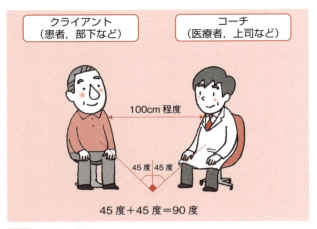

図3 対話のポジション

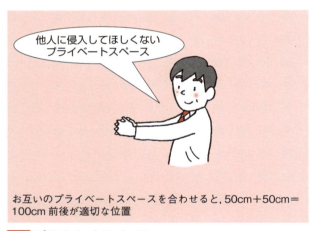

図4 プライベートスペース

　正面で向き合っていないので目線が正面からぶつからず，自然な状態でいることができる（角度は60度＋60度＝120度でもよい）．距離については，自分の正面の約50cmの範囲（プライベートスペース）に他人が入り込むのを不快に思う習性があるため（図4），2人で話をするときの距離は，それぞれのプライベートスペース50cm＋50cmで計100cm程度が最も適切なポジションになる．

お互いの目の高さを合わせようとするならば，立っているクライアントに座ってもらう，あるいはコーチが立ち上がるようにする．例えば，ベッドサイドでクライアント（患者）と話をする場合にも，コーチ（医療者）は立ったままではなく中腰になる，または椅子に座るようにする．クライアントと対話する際には，コーチはあらかじめ椅子を適切な位置に整えるなど準備しておく，あるいは複数の椅子を置き，クライアントに「お好きな場所へどうぞ」ということでもよい．

見た目について

「人は見かけによらぬもの」あるいは「人を見た目で判断してはいけない」など，普段よくいわれるが，本当に正しいことだろうか？

少なくとも医療におけるコミュニケーションにおいて，見た目は大事である．なぜなら，患者と医療者の間には信頼関係が欠かせないからである．よれよれでシミがたくさんついた白衣を着た医師よりは，きちんとクリーニングされた白衣を着た医師のほうが信頼されるだろう．化粧が派手な看護師が担当であれば，患者も多少，不安にもなるだろう．そのため，病院の接遇委員会は看護師に対して髪の色，口紅の色，アイラインの濃さ，爪の色・長さなどについて多くの注意事項を指示している．

自分の見た目に関しては，他人から指摘されると，妙に不快な気持ちや否定する気持ちが生じやすい．そのため，これは筆者の提案であるが，全ての医療者は仕事開始前に自ら鏡を見ることを推奨したい．自分自身の姿が，これから患者やスタッフとコミュニケーションを図るのに適しているかという自己判断を行うのである．他人に指摘されるよりは余程よいと思う．見た目だけで患者からの信頼を下げるほど馬鹿馬鹿しいことはない．

相手に合わせるペーシング

相手に合わせるスキルに「ペーシング」というものがある．人は小さなこ

とでも，共通点を見つけると親近感を感じるものである．例えば，出身地が同じ，学生時代に同じ部活動をしていた，趣味が同じなどである．

　これをうまく利用して，コーチがクライアントに合わせるのである．ちなみに，前述の「立ち位置」の項目で述べた「目の高さを合わせる」こともペーシングである．例えば，患者が友達言葉で親しげに話すタイプであれば，医療者側も失礼にならない程度にくだけた対話をする．患者が丁寧にゆっくりと話すタイプであれば，医療者側もゆっくりとしたペースできちんと話をする，などである．

　ペーシングは相手に，「私はあなたの見方ですよ」ということを効果的に伝えられるスキルである．立場の違いから少なからず医療者に対し，防衛反応をはたらかせている患者のレセプターを開き，いち早く信頼関係を築くことが可能になる．このようなことを心がけると，コミュニケーションはスムーズになる．

覚えておきたい！ コミュニケーションを開始するにあたって

- ▶立ち位置に注意を払う⇒目の高さ，相手との角度，相手との距離を確認する
- ▶見た目で損をしないように気をつける⇒鏡によるセルフチェック
- ▶相手に合わせるペーシング⇒相手を観察して合わせる

Column 栄養・看護外来スタッフの言葉より

- コーチングを意識して対応することで，インスリン治療を拒否していた患者さんが，「自分の将来のために必要な治療だね」と言って治療を同意した（看護師Ａさん）．
- 前回，担当した患者さんが受診の際，私のところへ来て，検査データを見せて「よくなったよ」と笑顔で話してくれた（管理栄養士Ｂさん）．
- 「言葉の塊」をほぐす未来型質問（p.34参照）を意識して行ったら，「私のことをよく理解してくれる．またお願いしたい」と言われた（看護師Ｃさん）．

コーチングの基本となる4つのスキル

　コーチングの技法であるスキルの数は，それを指導する団体や流派によって少々異なるが，おおよそ数十個ほどあり，全てを記憶して使いこなすことは難しい．しかしながら，重要であり，使用頻度が高く，有効性も高いスキルとなると，それほど多くはない．

　ここでは，糖尿病の診療や療養指導でよく利用するスキルについて解説したい．基本となる4つのスキルは，「聴くこと」「質問すること」「承認すること」「伝えること」である．

聴くこと

　自分の話を聞いてもらえなかったとき，大事に扱ってもらえていないと感じるものである．話を聞いてもらえないことは，単に自分の言葉が相手に伝わらないというだけではなく，その言葉を発している自分の存在そのものが否定されたような感覚までをも引き起こす．一方，話を聞いてもらうことによって，自分の存在が受け入れられているという感覚が生まれる．つまり，話を聴くということは，相手の存在を承認していることになるのである．

　医療者は誰もが学生時代の教官から，あるいは仕事をはじめてからは職場の上司や指導担当者から，「患者さんの話をよく聴きなさい」と言われ続けてきてきただろう．しかし，正しい聴き方や望ましい聴き方について指導を受けたことがあるだろうか？　おそらく，該当する人は少ないであろう．なぜかというと，指導する側も「よい聴き方とはどういうことなのか」をよく知らないからである．ただ，一般的な概念として「よく聴きましょう」と言っているだけなのである．

　「よく聴きましょう」は医療現場において，いわばスローガンのようなも

表1 よい聴き方のチェックリスト9項目

- 話すよりも聴くことに時間を割く
- 批判をしない，判断もしない（ゼロポジション）
- 聴いているというサインを送る（オウム返し，頷き）
- 視線は柔らかく相手に合わせる
- 最後まで聴く，途中で口を挟まない
- どう答えるかは，相手が話し終えてから考える
- 沈黙を受け入れる
- 辛抱強くなる
- 相手の結論を先取りしない

のである．スローガンであるうちはなかなか実行することはできない．やはり，行動目標として，傾聴スキルとはどうすれば実現できるのかを明確にしなければならないのである．何がよい聴き方なのかの基準がないと，自分の聴き方がよいのか悪いのか判断に困るのである．そこで，次によい聴き方について検証する．

よい聴き方のチェックリスト9項目

表1の9項目が全てできているということであれば，聴き方としては申し分がない．「私は傾聴ができている」と言っても問題ないだろう．しかしながら，大多数の人は上記のなかで，どれかできていない項目があるだろう．その場合，できていない部分を強化していけば，よい聴き方に近づくことになる．まず，自分のできている部分とそうでない部分を区別し，表1から自分が練習すべき点を発見してほしい．

スキル「ゼロポジション」

ゼロポジションは傾聴の根幹をなす態度である．先入観のない，真っ白な心で相手の話を最後まで聴く．聴きながら話の内容を評価したり，あるいは否定したりしない．奥田弘美氏は，このような聴き方をゼロポジションと定義している[1]．

コーチがこのような聴き方で臨むと，クライアントは安心して自分の気持ちを言葉にしながら対話を続けることができる．やがて変化の言葉を自ら口

にするようになることもしばしばである．しかし，現実的には相手の話を聴きながら，いろいろなことを考えてしまうものである．したがって厳密な意味でのゼロポジションはなかなか達成困難である．

そこで，ゼロポジションの定義を少し変えて，「相手の話した内容をサマリーできるように集中して聴くこと」としてみる．このほうが現実的である．相手の話のサマリーを実際に作成することは，患者（クライアント）が選択行動をするときに有用性を発揮する．

オートクラインとスキル「サマリー返し」（図5）

●パラクラインとオートクライン

患者が自身について話をしている．医療者はそれをゼロポジションで聴いている．このとき，パラクラインとオートクラインという現象が起きている．

患者が頭で考えたことが音声（言葉）になって医療者の耳に伝わってくる．そして，医療者の脳はこの内容を判断する．これをある細胞（患者）が情報を発信し，近くの細胞（医療者）のレセプターを刺激して影響を与える現象になぞらえて，「パラクライン」という．

それに対して，ある細胞（患者）が情報を発信するときに，その細胞（患者）は自分でレセプターを発現させ，自分の発信した情報を自分自身で受信して

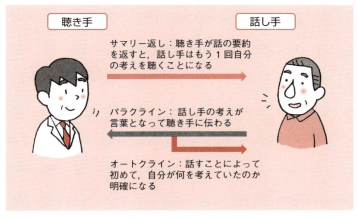

図5 オートクラインとサマリー返し

いる，つまり，自分の耳で自分の言葉を聞き，自分の脳で処理することを「オートクライン」という．言語化することによって，自分の本当の気持ちが明確になるということは，よくあることである．話してみないと，自分の本当の考えがわからないのである．

人は元来，オートクラインを求めている．困ったとき，迷ったときなどに，誰かに話を聴いてほしいと思う．話すことによってオートクラインが起こり，自分の本心に気づいていくのである．したがって，医療者がゼロポジションで聴くということは，患者が話しながら自身で自分の考えを整理したり，あるいは新しいアイデアを生み出したりする作業をサポートすることになる．

●サマリー返しは行動変容を後押しする

ゼロポジションで聴くということにはもう一つ利点がある．

前述では，ゼロポジションは「相手の話した内容をサマリーできるように集中して聴くこと」と定義した．実際にサマリーを患者に返すと，患者はオートクラインで1回，サマリー返しで1回，合わせて2回，自分の考えを聴くことになる．これは念押しとなり，患者の行動変容を後押しするのである．

●血糖コントロールの悪化で運動をするという患者

*【 】内は，コーチングのスキル

[患者] 今日はとても HbA1c が悪くなっていてびっくりしました．血糖コントロールをよくするために，毎日30分ウオーキングをすることに決めました．【オートクライン⇒30分ウオーキングをする】

[医療者] 今日の検査結果を見て，ショックだったのですね．そして何としても血糖コントロールをよくしたいと思われたのですね．そのために毎日30分ウオーキングをすることにしたのですね．【サマリー返し⇒30分ウオーキングをする】

上記のように，患者は「30分ウオーキングをする」という言葉を2回聴くことになるので，患者の行動変容，つまり有言実行の念押しをすることになる．

●介護で自分の時間がとれなかった患者

[患者] 今回は親類が入院しまして，そのお見舞いに行ったり介護をしたり

で，自分の治療どころではありませんでした．それでも，お弁当の揚げ物を少し残したり，病院へ行くときは一つ手前のバス停で降りて歩いたり，自分なりに工夫はしていたのです．測定した血糖値を見てHbA1cが高くなっているだろうなとは思っていたのですが，まさかここまでとは…．親類は来週退院になるので，今後は自分の治療にも取り組むことができます．やっぱり食事は規則正しく食べたほうがいいと思いました．【オートクライン⇒規則正しい食事をする】

医療者 親族の入院という思わぬことで，治療に専念できなかったのですね．自分なりに工夫はしたけれど十分ではなく，今回の悪化は自分の予想以上だったのですね．そして，これからは規則正しい食事をすることから修正していくつもりなのですね．【サマリー返し⇒規則正しい食事をする】

「ゼロポジション」で傾聴して，単純なサマリーを患者に返すだけでも，患者の行動変容につながることがある．おそらく，患者には「規則正しい食事」というキーワードが，「オートクラインとサマリー返し」でインプットされたことだろう．

スキル「頷き，相槌」

患者，スタッフなど（クライアント）と対話をする際に，できるだけ多くの頷きを入れると，「話をもっと聞かせてください」というサインになる．頷く回数は，いつもより1.5〜2倍くらいに増やす．そうすると，話しているクライアントの満足度がぐっと上がる．

また，こちらの一方的な想像で構わないのであるが，「この話の最も重要な点はここかな？」と思ったときには，頷くときの首ふりの角度を大きくする．そうすると，話し手の満足度はさらに高くなる．頷くだけでもコミュニケーションを促進するのである．これを利用すると以下のことも可能になる．

患者がネガティブな話をしているときには，頷きの首振りの幅を小さくする．一方，患者がポジティブな話をしているときには，頷きの首振りの幅を大きくする．そうすると，段々と患者のポジティブな発言が増えていく．聞き手（コーチ）は話し手（クライアント）の話す内容を，頷きの回数や首振り

角度によってポジティブに変えていくことが可能なのである．

同様に，相槌も有用である．「ええ，ええ，それからどうなったのですか？」「はい，はい，それは，たいへんでしたね」「ほう，そうですか」などの相槌は，ゼロポジションと一緒に用いると，患者は心を開いて話を続けることができる．適切な相槌は，患者の本心を引き出すことができる．

スキル「オウム返し」

相手の話の語尾を繰り返すことを，「オウム返し」という．オウム返しによって，「あなたの話を受けとめています」というメッセージを送ることができる．例えば，相手が「今月はいつもより運動療法を頑張りました」と言うと，「運動療法を頑張ったのですね」と返す．繰り返しにくい語尾であれば，「そうですか」でも構わない．このオウム返しによって対話が促進される．とても簡単で有用な方法である．

また，このオウム返しにはワンランク上の技術が存在する．それは，相手が話した言葉のなかから，どの言葉を選んでオウム返しをすると効果的かを見つけることである．このキーワードを見つけて復唱すると，相手の話はポジティブな方向を向く．

●通常のオウム返し

医療者 血糖コントロールをよくするためには何が必要なのでしょうか？

患者 そうですね…．運動だと思います．運動をしていたころは，もっと血糖コントロールがよかったのです．最近はまったく運動をしていません．この前の日曜日も1日中ゴロゴロしていました．

医療者 ゴロゴロしていたのですね．【オウム返し】

オウム返しになっているので，特に問題はない．しかし，この後に続く対話の内容はおそらく，「ゴロゴロしていて運動不足」が主題となるだろう．

●ワンランク上のオウム返し

医療者 血糖コントロールをよくするためには何が必要なのでしょうか？

患者 そうですね…．運動だと思います．運動をしていたころは，もっと血糖コントロールがよかったのです．最近はまったく運動をしていません．この前の日曜日も1日中ゴロゴロしていました．

[医療者] そうですか．運動が必要だと思われるのですね．【オウム返し】

「運動が必要」の部分を「オウム返し」している．すなわち，オウム返しをする言葉を選んでいる．運動が必要だという言葉をキーワードとしてオウム返ししているため，その後の対話は「運動が必要」という内容が主題になるだろう．

● トレーニングで感性を磨く

ワンランク上のオウム返しでは，患者が話した言葉のなかで，どの言葉をオウム返しして，どの言葉をスルーするのか，というコーチ（聞き手）のセンスが問われることになる．これは，天然コーチ（人の力を自然にうまく引き出せる人）でもない限りはじめからできることではない．したがって，多くの人はトレーニングで感性を磨くしかない．ワンランク上のオウム返しを意識すると，患者の話を積極的に聴こうとする態度が育つ．

筆者は，患者との対話をボイスレコーダーで録音することによって練習を行った．ほかにもう一つ，誰にでも簡単にできる練習方法を紹介する．テレビのニュースを見て，キャスターの発言からキーワードをオウム返しするのである．

> **覚えておきたい！**
>
> **聴くこと**
> ▶ゼロポジションで傾聴し，相手（患者）のオートクラインを引き出す
> ▶サマリー返しで相手の行動変容を後押しする
> ▶聴いているというサインを，頷き，相槌，オウム返しで伝える
> ▶オウム返しするキーワードを選択する

質問すること

人は質問されなければ，なかなか行動を変えようと思わない．質問されるまでは現状に問題があることに気づかないものである．だから，行動変容は適切な質問によって引き出される．コーチングは「質問型コミュニケーショ

ン」ともよばれる．戦略的な質問こそがその本質である．

適切な質問は相手（患者）に当事者意識を芽生えさせ，主体的な行動へと導くことができる．患者が「食事療法をやらされている」「薬を飲まされている」と考えている場合には，患者は被害者意識をもっているといえる．

一方，当事者意識が出てくれば，患者は「私の健康のために食事療法をしている」「私がよくなりたいと思って薬を服用している」と考えるようになる．この違いはとても大きい．効果的な質問は，患者の視点を変えることができる．

スキル「オープン型質問」

質問の仕方として，クローズ型質問（閉じた質問）とオープン型質問（開かれた質問）がある．

●クローズ型質問とは

クローズ型質問は，質問された相手が「はい」「いいえ」で答えることができるタイプの質問のことをいう．答える側の患者には，答えやすいのがメリットである．例えば，「熱がありますか？」という質問に対する答えは，通常「はい」または「いいえ」になる．無口な患者でも問題なく質問を続けられるだろう．加えて，多くの質問の解答を短時間で得られるという利点もある．初診時や入院時のスクリーニングのようなレビューには，たいへん有用性が高い質問法である．

●オープン型質問とは

一方，オープン型質問というのは，質問された相手が自分の言葉で説明しなければならないタイプの質問のことである．例えば，「インスリン治療についてどう思いますか？」という質問である．相手がどう答えるかは，聞いてみないとわからない．

欠点は，時間がかかる場合があることである．なかでも無口な患者を相手にオープン型質問を行った場合には，なかなか答えが返ってこないために，じれて沈黙を我慢できなくなる場合もある．また，相手にとって答えにくい質問である場合もあるだろう．

それでも，オープン型質問はコーチングをするうえでとても重要である．

苦労して，自分のことを自分の言葉で述べることが，後の行動変容につながるからである．患者が思考を言語化することでオートクラインが起き，医療者はさらに質問を深めたり，サマリーを返したりすることができるようになる．また，クローズ型質問は少しの工夫でオープン型質問に変更することができる．

● **クローズ型質問をオープン型質問に変えてみると…**

[医療者] 先月は，食事療法を守ることができましたか？

[患者] いいえ．

これを下記のようにオープン型質問に変更してみる．

[医療者] 先月は，食事療法はどんな感じでしたか？

[患者] はじめの1週間は頑張ったのですが，なかなか血糖値が改善しなかったので，途中ですっかりルーズになりました．

クローズ型質問への答えは「いいえ」であったが，オープン型質問にすることで「いいえ」の中身がかなり明解になってきた．また，オープン型質問に対して返ってきた答えには，聞き返しをして話をさらに深めることができるポイントが数か所ある．例えば，「はじめの1週間はどのように頑張ったのですか？」「なかなか血糖値が改善しなかったころの血糖記録はどれですか？」「何がルーズになったのですか？」などである．このように，オープン型質問への患者の答えを聞き返しながら，対話の内容をより深く具体的にしていく．患者は自分の体験を話すことによって，これまでの自分の思考や行動が頭のなかで整理され，やがて本来自分がやるべきことが見えてくるのである．

行動変容を目的としたオープン型質問の4つのパターン

相手（患者）の行動変容を目的としたオープン型質問をする場合に，有用性が高い4つのパターンがある[2]．

● **現状維持の不利益**

目的：今のままではよくないということを，患者自身に認識してもらう．

代表的な質問：

・血糖コントロールをどうにかしなければとお考えになったのはどのような

理由からでしょうか？
・もし今のままで，何も変わらなければ，どのような結果になると思いますか？

POINT 「もし今のままで何も変わらなければ，どのような結果になると思いますか？」という質問に対する患者の答えは，必ず「現状のままはよくない」という答えになる．そこで，「現状をどのように変えればいいのか？」という方向に話をつなげていく．

●変わることの利益
目的：変わると，よいことがあるということを患者に認識してもらう．
代表的な質問：
・体重が減ると，どのような利点があると思われますか？
・ご自分の状態が，どのように変わればいいと思われますか？

●変化に対する楽観性
目的：「変われるのではないか」という，前向きな気持ちを引き出す．
代表的な質問：
・血糖コントロール改善に役立つあなたの長所は何ですか？
・もし，変わろうと決めたなら，どのような方法がよいと思われますか？
・この変化を成し遂げるのに，どのくらい自信がありますか？

POINT 「この変化を成し遂げるのに，どのくらい自信がありますか？」という質問は，数値化する質問と一緒に用いると非常に有用である．
　筆者たちが行った2型糖尿病患者を対象とした調査（「変わる自信を10点満点とすると，何点ぐらいですか？」と質問する）では，HbA1c値を下げることや体重を減らすことに対して，自信度6点以下をつけた患者では行動を変えることが少なかった．一方で，自信度に7〜8点をつけた患者は，実際に行動を変えて血糖コントロールや減量ができていた[3]．

● **変化の決断**

目的：患者が行動を変える意思を表明する，あるいは宣言する．

代表的な質問：

・どういうことであれば，やってみてもよいと思いますか？

・私の提案のなかで，あなたに一番適しているのはどれですか？

行動目標を患者が自ら考えて，「○○○を，いつまでにやります」とコミットメントするのが理想的である．しかし，現実にはなかなかそうはいかない．

そこで，行動目標に関して医療者側からアイデアを提案することがしばしばある．その場合，医療者側からいくつかの選択肢を提示することになる．患者に二者択一で「AとBのどちらにしますか？」と聞くと，患者は医療者によって無理（強引）に選ばされたという気持ちになるらしい．これは被害者意識である．ところが，「3つの選択肢から1つを選んでください」と言うと，患者は自らの意志で主体的に選択したという意識が高まるという．

そのため，医療者側は3つ以上の選択肢を示す必要がある．2つしか思いつかなかったときは，「Aにしますか？ Bにしますか？ それとも何もしませんか？」とすれば，3つの選択肢となる．このような言い方を知っておくと，実際の医療現場で役立つ．

スキル「肯定型質問」

オープン型質問をするとき，否定型質問と肯定型質問という2つのパターンがある（表2）．一般的に，否定文が入った否定型質問をされると，質問された相手（患者）には叱責されている，責められているという感覚が生じやすい．肯定型質問であれば，患者は主体的に前向きに答えることができる．

表2 否定型質問と肯定型質問

食事療法に関する例	
否定型	どうして食事療法を守れないのですか？
肯定型	どうしたら食事療法を守ることができると思いますか？
運動療法に関する例	
否定型	どうして運動療法ができないのですか？
肯定型	どうしたら運動療法を実行することができると思いますか？

表3 過去型質問と未来型質問

食事療法に関する例	
過去型	なぜ，先月は食べすぎてしまったのですか？
未来型	これから，食べすぎないようにするにはどうすればいいと思いますか？
運動療法に関する例	
過去型	運動療法ができなかったのはなぜでしょう？
未来型	定期的に運動を続けるためには，どのような工夫が必要なのでしょうか？

スキル「未来型質問」

　オープン型質問を，さらに過去型質問と未来型質問に分けることができる（**表3**）．過去型質問の目的は，過去の行動を振り返って問題点を明らかにすることである．これは，糖尿病のコントロールが悪化した要因，あるいは改善した要因を振り返って考えるのに有用である．

　しかしながら，糖尿病のコントロールが悪化していた場合の過去型質問は，患者は叱責されていると受けとめる場合もある．それに対して未来型質問は，これからどうするかという問いであり，患者は萎縮しないで答えることができる．なぜなら，未来はまだ起きていないからである．この未来型質問は，診療や療養指導の終わりに行うと，たいへん有効である．患者が行動目標を自分自身の行動レパートリーのなかから考えて，答える可能性が高くなるからである．

医療者は，ややもすると面接の最後に気の利いたアドバイスをしたくなるものである．しかし，それは医療者自身の知識や技術の範囲内であり，患者のもつ行動レパートリーと一致しないかもしれない．そうなると，アドバイスが「余計なお世話」で終わる可能性がある．

　筆者が勧める望ましい方法は，医療面接の最後に未来型質問を行い，返ってきた患者の答えをオウム返しで復唱して面接を終えることである．

● **診療の終わりの例**

医療者　次回の診察までに，どのようなことをしようと思いますか？
患者　糖分の摂取を減らしてみようと思います．
医療者　糖分を減らすのですね．【オウム返し】　では次回，その成果を聞かせてください．

スキル「なぜ（why）」よりも「何（what）」

　「なぜ（why）」と問われると，ついつい言い訳をしてしまうものである．例えば「なぜ，食べすぎてしまったのですか？」と医療者が患者に質問すると，患者は「最近は宴会が続いていて，断ることもできず…」と答えるなどである．これは，心理的にいうと「抵抗」である．「なぜ」と問われた場合の主語は「人（あなた）」であり，問われた側は責められているという感覚が生じる．

　それでは，どうすればいいのだろうか？　コーチングでは，「なぜ」よりも「何（what）」を用いたほうがよいといわれている．「なぜ，食べすぎてしまったのですか？」を「何が原因で，食べすぎてしまったのですか？」にするのである．このことにより，主語が「人（あなた）」から「物ごと（何らかの原因）」に移る．すなわち，人を叱責するものでなく，原因となった事象を探っているのだという意図を示すことができる．「なぜ」という疑問詞は，日常的に使用する頻度が高いものであるが，これからは意識して「何」を用いるように練習するとよい．

スキル「言葉の塊をほぐす」

　漠然とした言葉の塊を，数回にわたってオープン型質問による聞き返しをすることで，内容を具体化する方法である．

[患者] 運動をします．（言葉の塊）
[医療者] どんな運動をされるのですか？【言葉の塊をほぐす質問①】
[患者] ウオーキングをするつもりです．
[医療者] いつやるのですか？【言葉の塊をほぐす質問②】
[患者] 仕事から帰ってからやります．
[医療者] 夕食との関係はどうなりますか？【言葉の塊をほぐす質問③】
[患者] 夕食後に歩きます．
[医療者] お酒を飲まれますよね？【言葉の塊をほぐす質問④】
[患者] お風呂から上がってから飲みます．
[医療者] それでは，仕事から帰ったら夕食を済ませ，それから30分間ウオーキングをされて，お風呂で汗を流してからお酒を飲まれるつもりなのですね．【言葉の塊を再構築する】

　患者の「運動をします」は言葉の塊である．これだけでは，医療者側も患者側も運動を十分にイメージすることができない．この言葉の塊を，複数回のオープン型質問を用いた聞き返しによって，具体的な行動目標にすることに成功している．おそらく，「運動をします」だけで対話を終了した場合，患者は実際には運動をしないことのほうが多いだろう．しかし，言葉の塊をほぐしてイメージをリアルにした後では，実際に行動が出現する可能性は明らかに高くなるだろう．上記の対話では，医療者は何一つ指示やアドバイスは行っていない．言葉の塊をほぐす質問を繰り返しただけである．患者の話の内容が，医療者（コーチ）の「言葉の塊をほぐす」スキルによって具体化されると，患者にとって何をすればよいかが明確になるのである．

　言葉は相手の考えの全てを表すことはなく，一部しか表すことができない．言葉の裏にはいろいろな考え方や事実があるので，聞き返しを繰り返すとそれを具体化ができる．「食べすぎました」と患者が言う場合，「何を食べすぎたのか？」「いつ食べすぎたのか？」「どのような理由で食べすぎたのか？」と聞き返して，言葉の裏に隠されたものを明らかにしていく．十分に言葉の塊をほぐすことによって，それまで見えていなかったものが「見える化」されると，どうすればよいのかがわかってくる．

スキル「共感する」と「聞き返し」

医療者（コーチ）が共感的であれば，患者（クライアント）の治療成績がよいことが知られている．すなわち，医療者の共感性は患者の行動変化を引き出す重要な決定因子なのである．

Hojat Mら[4]は，891例の2型糖尿病患者において，主治医の共感性が患者のHbA1c値とLDLコレステロール値のガイドライン目標達成率に与える影響を検討した．その結果，主治医の共感性が高い患者のHbA1cとLDLコレステロールのガイドライン目標達成率は，主治医の共感性が低い患者と比較して有意に高いことが示された（図6）．

共感を表すための方法は，相手が本当に言いたいこと，すなわち話の核心・本心をできるだけ正確に言葉にして相手に確認することである．患者の気持ちが，患者の言葉として医療者の耳に入る．この言葉を医療者は「こういう意味かな？」と想像する．そして，想像したことを患者に聞き返して確認する．患者に「話された言葉を，私はこのように解釈しました．間違いな

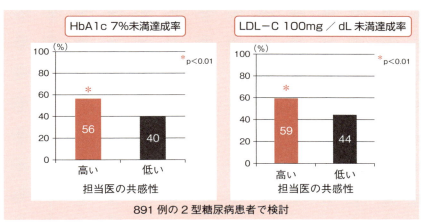

図6 共感性が高い医師が担当であれば，患者のコントロール状態が有意によくなる

（Hojat M, Louis DZ, Markham FW, et al. Physicians' empathy and clinical outcomes for diabetic patients. Acad Med 2011；86：359-364. より）

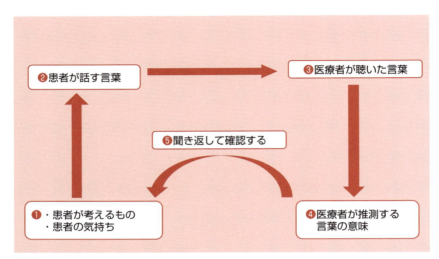

図7「共感する」ために行う聞き返し

いでしょうか？」と尋ね，間違っていれば「いいえ，そうではありません」と患者が修正し，合っていたら「はい，そのとおりです」となる．そして，患者に共感が伝わり，患者の行動変容に望ましい影響を及ぼす（図7）[5]．

● **甘いものが好きで間食をやめられない患者の例**

[患者] 甘いものが大好きで間食がやめられません．一度，間食をやめたことがあるのですが，イライラして，その後，余計に食べてしまいました．だから体重も減りません．糖尿病に悪いことはわかっているのです．合併症のこともわかっているのです．でも，お腹がすくのでどうしてもやめられないのです．私は意志の弱い人間です．

この話を聴いた医療者はどのような言葉で共感を表せばよいだろうか？以下は一つの例である．

[医療者] 間食をすると糖尿病によくないと，よくわかっておられますね．一方で間食をやめる自信がないのですね．

これは，Miller WRらが作成したHelpful Responses Questionnaireとよばれるもので[6]，共感を表す練習や共感力の評価に有用なツールとして，動機づけ面接法で用いられている．

覚えておきたい！ 質問すること

- ▶オープン型質問を心がける
- ▶行動変容を目的とした4つの質問パターンを知る
- ▶未来型質問で面接を終える
- ▶言葉の塊をほぐして具体化する
- ▶共感を表すために聞き返しをする

承認すること

　怒られることよりも，さらに怖いことは無視されることである．承認されることで人は喜びを覚える．また，自己効力感（self efficacy）が上昇する．承認とは，相手に対する気づき，理解，感謝などを伝えるものである．

　承認と，相手を誉めることはよく似ているが，若干異なる部分もある（表4）．承認は相手の存在，行動変化，成果，成長などに気づいて，それを相手に伝えることである．それに対して誉めることには，相手への評価が加わる．評価の程度が強くなると，評価する側と評価される側に分かれてしまい，双方向性の関係ではなくなる．患者のなかには，自分がそうなりたいという目標設定ではなく，医療者を喜ばせるための目標設定を行うようになってしまうこともある．これでは主体的な行動であるとはいえない．

　医療者による患者への承認は，患者の自己効力感を高める．自己効力感とは，「自己管理をできるという自信」である．承認は患者が目標に向かって確実に進んでいることを伝えるフィードバックでもある．

表4 承認と誉めることの違い

承認	誉める
体重を減らすことに成功しましたね	体重を減らすことができてすごいですね
運動療法に力を入れているのですね	運動療法を頑張っていますね．えらいなと思います

スキル「承認する」

承認は相手を認める気持ちを積極的に伝えることであるが，それにはいくつかの種類がある．「存在承認」「行動承認」「成果承認」「成長承認」である．

●存在承認
医療者は患者を無視することがないことを保証し，「私はあなたを見ていますよ」「私はあなたの味方ですよ」という態度を伝えることである．例えば，「お待ちしておりました．体調はいかがですか？」などである．

●行動承認
目標に向かって努力していること，つまり行動のプロセスを承認する．例えば，「運動療法を頑張っていますね」などである．

●成果承認
ある行動によって得られた成果を承認する．例えば，食事療法に熱心に取り組んでHbA1cが改善したときに，「今回は食事療法に取り組んで，目標値をクリアしましたね」などである．

●成長承認
患者のどの部分が成長したのかを伝える．例えば，「血糖記録をつけることは習慣になりましたね」などである．

スキル「You メッセージ」とスキル「I メッセージ」

承認を伝えるために活用する方法として，客観的事実を伝える「You メッセージ」と，主観的事実を伝える「I メッセージ」がある．

●You メッセージ
相手の変化や成長を客観的な視点で伝えるのに有効である．例えば，「目標を達成しましたね」「食事療法を頑張っていますね」などがある．

●I メッセージ
「あなたは私にこのような影響を与えている」という主観的な伝え方である．例えば，「私は，あなたが熱心に取り組んでくれるので嬉しい」「食事療法への取り組みに私は本当に感心しました」などがある．

Youメッセージの「あなたは○○○ですね」に評価的な側面が含まれると,相手から誤解される場合がある.何を根拠にそのようなことを言うのだろう,よいor悪いで評価されている,などである.
一方,Iメッセージは「私がこのように思った」という主観的事実なので,相手から誤解されることが少ない.そのため,「Iメッセージで承認する」という方法がコーチングではよく用いられる.

承認とオペラント行動

ある条件のもとで(Antecedent),ある行動を行ったら(Behavior),ある結果(Consequence)が得られた.それは望ましい結果であった.そして結果が出てから時間を空けることなく,ほかの人に承認された.そうすると,その承認が好子(こうし)となって,望ましい結果が得られる行動の頻度が増えることが知られている(図8).このような行動を「オペラント行動」とよび,結果を承認することで行動を強化することを「オペラント条件づけ」

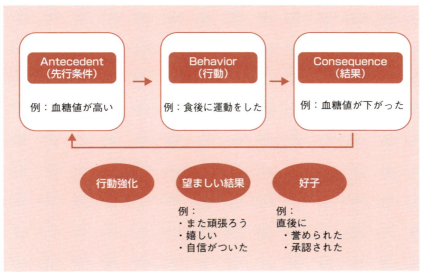

図8 オペラント条件づけ

という[7]．例えば，それが食事療法でも運動療法でも血糖測定でもインスリン注射でも構わない．患者が望ましい行動をしたことに気づいたら，できるだけ時間を空けずにその行動を承認するのである．そのことが患者の意欲や自発性を強く促し，より多くの行動変容を促す．医療者は患者の言動にアンテナを立てて，タイミングを逃さずに承認を伝えることが重要である．

> **覚えておきたい！ 承認すること**
> - 承認は自己効力感を高める
> - 承認の種類には「存在承認」「行動承認」「成果承認」「成長承認」がある
> - 客観的事実には「You メッセージ」，主観的事実には「I メッセージ」を用いる
> - 望ましい行動に対しては，タイミングよく承認する

伝えること

　近年では，医療業界もサービス業的な側面をもつと考える人が増えており，事実，多くの病院が職員研修に接遇を取り入れている．患者を相手とする医療業界でも，航空会社のキャビンアテンダントやホテルの接客係のような接遇が大事であることに異論はない．しかしながら，そのような研修を受けた場合に，「何かが違う」と感じる医療者も少なくないだろう．その理由は以下のようなことである．

　医療のなかでは，患者は医療者から「おもてなし」を受けるお客様ではない．接客によって患者に単純に喜んでもらうだけでは医療にはならないのである．患者と医療者の立場は双方向性であり，対等である．患者は自分の治療に積極的に参加して，意見を述べなければならない．医療者におまかせの時代ではないのである．医療者は患者に対して，時には知りたくないような悪い結果を伝えなければならない場合もある．また，患者に対して苦言を呈さなければならない場合もある．したがって「伝える」技術はとても大切である．

表5 枕詞を使った説明例

情報提供	そのことに関して重要な情報があるのですが，聴いてもらえますか？
悪い結果	ちょっと言いにくいことなのですが，これから話をしてもいいですか？
提案	私から提案があるのですが，いいですか？　メモされるならどうぞ準備してください

スキル「枕詞を使う」

　医療に関連するトラブルには，伝え方の不備によるものが比較的多い．患者は「そんなこと聞いていません」と主張し，医療者は「いいえ，あのときにきちんと説明しました」とお互いに譲らない．いつまでたっても堂々巡りである．このようなトラブルを減らすためには，医療者が情報の伝え方を工夫する必要がある．枕詞とは，話の前に許可を得るという一拍を入れて，患者の注意を引きつけることである．そのことにより，瞬時に患者のなかに話を聴こうというレセプターが形成される．「伝える」が「伝わる」に変わるのである．

　表5のように，枕詞を使って患者の注意を引きつけたうえでの説明であれば，患者の「聞いていません」は少なくなっていくことだろう．

スキル「要望する」

　コミュニケーションは，一人では成し遂げることが困難なことを達成する手段として発達してきた．したがって，コーチとクライアントはお互いの目的達成のために相手に要望をする．ただし，要望は指示や命令ではない．要望を受け入れるかどうかは相手が決めるのである．要望は拒否されるかもしれないというリスクがつきまとう．そのため，相手に理解を得られるような，あるいは相手に確実に届くような要望の伝え方を知ることは有用である．以下にそのポイントを記す．

● ストレートに簡潔に伝える

　要望を伝えるときに，断られたくないがために，回りくどく遠回しな表現をしてしまうと，相手が混乱したり，相手を不快にさせたりする．何を望ま

れているのか，はっきりとしているほうが判断をしやすい．

● **期待を込めて伝える**

相手に「きっとできる」という思いを込めて要望を伝える．例えば，「ぜひ，3日分の食事記録をつけてきてください．普段から血糖記録をきちんとしている，あなただからきっとできると思うのです」などである．

● **承認と要望をセットで使う**

例えば，「食事療法への取り組みは，すばらしいです．今度は，加えて，ぜひこの血糖降下薬を服用してほしいのです．血糖コントロールは相当よくなると思います」などである．

● **必要であれば要望を繰り返す**

一度の要望で相手の行動が大きく変化することはまれである．そのため，医療者が望むことを患者に繰り返し要望する必要がある．

情報提供の順番

例えば，初めて糖尿病を指摘されて受診した患者に対して，糖尿病とはどのような病気なのかを説明する場合を想定してみる．

● **「型どおりに説明する」の場合**

[医療者] 糖尿病とは生活習慣病の一つです．高血糖が慢性的に続くことによって特有の合併症が出る病気なのです．糖尿病では三大合併症といいまして，神経障害，網膜症，腎症が出現します．これらによって生活の質が大きく低下します．ほかにも，脳梗塞や心筋梗塞などの動脈硬化性疾患を….わかりましたか？

[患者] はあ（よくわからなかったが，何だか怖そう）．

どんな患者にも判で押したように同じ内容を，同じ順番で説明する医療者がいる．わかる人にはそれでよいが，関心を示していない患者（前熟考期）は，聞いているようにみえても，言葉は上滑りしている．医療者としては伝えたつもりでいるが，実際には伝わっていないのである．

● **「相手によって臨機応変に」の場合**

[医療者] 糖尿病についてどのようなことをご存知ですか？

[患者] はい，私の父は糖尿病でした．脳梗塞で寝たきりになり，長く入院

した後に肺炎で亡くなりました．

[医療者] そうでしたか…．確かに糖尿病では脳梗塞をきたす確率が3倍程度高くなるのです．そして，糖尿病に高血圧が合併すると，さらに脳梗塞の危険度が高まります．心筋梗塞も含めて，糖尿病は動脈硬化を起こしやすくなる病気なのです．

このように，教科書に記載してある糖尿病と，患者やその家族が体験している糖尿病には違いがある．教科書どおりの順番で説明することよりも，その患者と糖尿病の接点を問診によって明らかにして，情報提供の順番や内容を工夫したほうが患者も興味をもって聞いてくれるだろう．患者が関心を示すようになれば，行動変化ステージは1段アップする．

覚えておきたい！ 伝えること
- ▶ 枕詞で許可を得ると，情報がきちんと伝わる
- ▶ 目標を達成するために要望をする
- ▶ 情報提供の際には，相手によって伝える内容や順番を変える

Column
患者さんから引き出されたアイデア

Sさん（79歳，女性）は年齢のためか，最近，インスリン注射をしたかどうか，忘れることがある．その結果，注射を忘れて高血糖になったり，2回注射して低血糖になったりすることもあった．スタッフは，どうしたらいいと思うかをコーチングを用いながらSさんと話し合った．

■引き出されたアイデア

話し合いの結果，インスリン注射針をカレンダーに張りつけ，カレンダーから針を取って自己注射をすることにした．針がなくなっていれば，注射を施行した証拠になり，針が残っていれば，まだ注射をしていないことになる．Sさんの家族にもカレンダー確認に協力してもらうことになった．この方法を実行するようになってから，インスリン注射のアドヒアランスは大きく改善した．

面接中に方向を見失わないための「コーチング・フロー（流れ）」

　糖尿病患者の話を一方的にただ頷きながら聴いているうちに，患者の感情に引きずり込まれたり，または患者の話があちこちへ飛んだりして，対話の方向性を見失ってしまう場合がある．そのような場合，対話の終了後，お互いに何も残らず，何のための対話であったのかが不明確になってしまう．

　コーチングを用いた医療面接では，患者が望ましいゴールに向かって行動を変えることを目的としている．その際に，「コーチング・フロー（流れ）」は対話のナビゲーターの役割を果たす．患者との対話が現在どの位置にあり，これからどこへ向かえばいいのかを把握できるようになる．対話をコントロールするには，コーチング・フローを意識することが必要である．

4ステップのコーチング・フロー

　ここでは，4ステップのコーチング・フローを紹介する（図9）．患者との

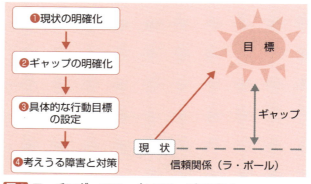

図9 コーチング・フロー（4ステップモデル）

信頼関係（ラ・ポール）を構築後，目標と現状についての対話を行う．そして，目標達成までのギャップを埋める方法について考える．

この方法を用いると，迷子になることなく，3～10分程度の目標達成に向けたコーチングの対話をすることができる[8]．

血糖コントロールが不良な患者との対話

●①現状の明確化

医療者 ここのところHbA1cや血糖値が高いようですが，これについてはどのように思っておられますか？

患者 私が悪いのです．何も考えず食べてしまいます．本当に私は意志が弱くて…．

医療者 そうですか．何も考えずに食べてしまうのですね．それでは，今，特に気をつけていることはどんなことですか？

患者 野菜から食べるようにしています．それから，薬はきちんと飲んでいます．

●②ギャップの明確化

医療者 そうですか．食べる順番と薬の服用はできているのですね．

患者 はい．それはできています．

医療者 では，どういうことができるようになれば，血糖値やHbA1cは低下すると思われますか？

患者 多分，間食がいけないんです．食べ出したら止まらなくなることがあります．甘いものや果物には目がないものですから…．

●③具体的な行動目標の設定

医療者 そうですか．間食ですね．いつ，どのようなものを食べることが多いのですか？

患者 職場にも家にもお菓子がいつもあるのです．昼休みと夕食後はいつも食べています．

医療者 現状のままだと改善は難しそうですね．どうしたらいいと思いますか？

患者 もう，間食はやめます．

[医療者] 間食をやめるのですね．

● ④考えうる障害と対策

[医療者] 現実には，完全に間食をやめることに成功する人はほとんどいません．そこで，量を減らす，回数を減らす，あるいは間食をする曜日を決めるなどがよくある方法です．

[患者] そうですねえ…．じゃあ，1回量を減らします．

[医療者] どの程度にですか？

[患者] 半分にしようと思います．

[医療者] わかりました．間食の1回あたりの量を半分にするのですね．では，できた日にはこの血糖記録ノートの日付の部分に○をつけてきてください．

● 文献

1) 奥田弘美．視線の効用を知る．奥田弘美，本山雅英．メディカル・サポート・コーチング入門．日本医療情報センター；2003. p.32.
2) ウイリアム・R・ミラー，ステフアン・ロルニック（松島義博，後藤 恵，訳）．動機づけ面接法 基礎・実践編．星和書店；2007. p.114.
3) 松本一成，尾崎方子，藤島圭一郎．糖尿病治療への重要度と自信度の自己評価は糖尿病コントロールに影響を及ぼす．Prog Med 2013；33：363-367.
4) Hojat M, Louis DZ, Markham FW, et al. Physicians' empathy and clinical outcomes for diabetic patients. Acad Med 2011；86：359-364.
5) ステフアン・ロルニック，ピップ・メイソン，クリス・バトラー（地域医療振興協会公衆衛生委員会PMPC研究グループ，訳）．健康のための行動変容．法研；2001. p.69.
6) Miller WR, Hedrick KE, Orlofsky DR. The helpful responses questionnaire：a procedure for measuring therapeutic empathy. J Clin Psychol 1991；47：444-448.
7) 杉山尚子，島宗 理，佐藤方哉，ほか．行動分析学入門．産業図書；1998. p.260.
8) CTP MODULE 02 関心を持って聞く日常的に行うための4ステップのコーチングフロー．コーチ・エイ；2013.

3章

コーチングの
エビデンス

論文にみるコーチングのエビデンス

　ある治療方法が，ある疾患に対して有効であることを証明しようと思ったら，現代では臨床試験できちんと比較する必要がある．ある治療を行ったら，患者がよくなったという事実だけでは，治療が有効であると証明したとはいえない．例えば，自然経過での回復もあるためである．したがって，ランダム化比較試験を行って，どのような患者に，どのような条件で，どのような治療を行えば，どのような確率で望ましい結果が得られるのかを調べる必要がある．

　臨床とは，数ある治療方法のなかから，適切と思われる一つを選び出す作業である[1]．人が行う選択には間違いはありうることであり，誤って不適切な選択をしてしまう場合もあるだろう．医療者の経験のみに基づいて選択する場合には，なおのことである．したがって，適切でない選択を減らすためには，EBM（Evidence Based Medicine）が必要であるとされている．

　現在では，ランダム化比較試験や観察研究がさかんに行われており，それをまとめたメタアナリシスやレビューも多い．コーチングが医療に有用であるというならば，そのエビデンスを調査しなければならないのである．

糖尿病とコーチングに関連する学術論文の数

　インターネット上で PubMed（医学文献・論文データベース）に検索ワードとして，「coaching（コーチング）and diabetes（糖尿病）」と入力し検索した．結果として得られた論文の数を，経年的にカウントしてグラフを作成してみた（図1）．すると，2000年代の論文数は少なく，初期は年間3編程度であった．2007年より年間5編を超えるようになり，2011年からは急増している．特に，2011年と2013年には年間20編を超えている．

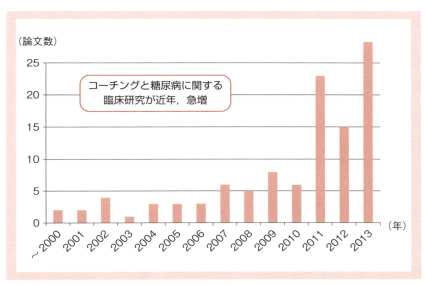

図1 Pub Med検索(「coaching and diabetes」入力時)

　こうしてみると，コーチングを糖尿病の治療や療養指導に応用してみようという試みは，世界的に増えていることがわかる．少なくとも糖尿病の領域では，既にコーチングへの関心が高まっていることは間違いない．
　ここからは，これまでに発表された論文のなかから，結果がよかったものと，そうでなかったものを抽出し，コーチングの可能性について論じてみたい．

コーチングが有効であった論文の紹介

　糖尿病の治療にコーチングを用いて，よい結果をもたらした論文をいくつか紹介する．

管理栄養士によるコーチングで体重やHbA1cが改善

　一つめは，Battista MC らにより，2012年に報告された論文である[2]．これは，糖尿病内科医の診察だけを受けた患者と，糖尿病内科医の診察に加

えて，管理栄養士のコーチングを受けた患者との比較試験である．

対象は，外来通院治療中の糖尿病患者101例である．50例は対照群として，従来通り糖尿病内科医の治療を24か月間継続した．介入群の51例は，糖尿病内科医の診療に加えて，コーチングを学習した管理栄養士が3か月ごとにコーチングセッションを行った．ここで行われたことは，通常のティーチングによる栄養指導ではない．患者のやる気を引き出して，食事療法の遵守率を高めるコーチングの試みである．

結果は，24か月後にコーチング群のHbA1cは対照群よりも有意に大きく低下した（－0.6% vs. －0.3%, p = 0.04）．同様に体重および腹囲も対照群と比較して有意に改善していた．この結果は，コーチングによって患者の摂取エネルギーが有意に大きく減少したことによるものであった（－548 kcal/日 vs. －74 kcal/日，p = 0.04）．したがって，管理栄養士によるコーチングは患者の食事療法への取り組みを改善させ，体脂肪の減少と血糖コントロールの改善をもたらした．

糖尿病患者によるコーチングで，別の糖尿病患者の血糖コントロールが改善

二つめは，Thom DHらにより，2013年に報告された論文である[3]．この研究のユニークさは，コーチングを学習した糖尿病患者がコーチとなり，別の糖尿病患者の自己管理行動を強化したことである．

23人の糖尿病患者が，合計36時間にわたるコーチングの実践トレーニングを受講した．トレーニングを受けた患者コーチは，148例のコントロール不良な糖尿病患者に対し，6か月間のコーチングを行った．対照群の151例は，従来通りの治療を6か月間継続した．

コーチング介入群では，HbA1cは6か月で1.07%の有意な低下を認めた．それに対して，対照群では0.30%の低下を認めたものの有意な低下ではなかった．両群間の差は0.77%であり，有意差を認めた（p = 0.01）．また，HbA1cが6か月間で1%以上改善した患者の割合は，コーチング群は49.6%で，対照群の31.5%と比較して有意に高い比率であった（p=0.01）．最終的なHbA1cが7.5%未満であった患者の比率も，コーチング群は22.0%，

対照群は 14.9 % で，有意差を認めた（p = 0.04）．コーチングを学習した患者による，ほかの患者へのコーチングは，治療意欲を引き出すことができた．その結果，HbA1c の改善という望ましいアウトカムが得られた．

コーチングが有効ではなかった論文の紹介

　糖尿病の治療にコーチングを用いたものの，よい結果が得られなかった論文をいくつか紹介する．

糖尿病自己管理教育プログラムにコーチングを併用

　一つめは，Welch G らにより，2011 年に報告された論文である[4]．234 例のコントロール不良な 2 型糖尿病患者を，糖尿病自己管理教育プログラム単独群（116 例）と，糖尿病自己管理教育プログラムとコーチング（動機づけ面接）の併用群（118 例）に分類して，6 か月後の HbA1c の変化を比較した．患者教育は糖尿病療養指導士が担当した．

　糖尿病自己管理教育プログラムだけを用いた教育により，HbA1c は − 0.78 % の有意な改善を示した．また，糖尿病自己管理教育プログラムに加えてコーチングを行った群では，さらなる HbA1c の改善が期待されたが，実際には HbA1c は − 0.37 % の改善にとどまった．すなわち，マニュアル化された糖尿病教育プログラムを実行することで，有意な糖尿病コントロールの改善が認められ，このような有用なプログラムに追加してコーチングを行っても相加的な効果は認められなかったのである．

　一般的によくみられる現象であるが，ある治療法（例えば，降圧薬やスタチン）は，プラセボ群と比較して効果が高かったとする．こうした効果のある治療同士（例：ACE 阻害薬 vs. ARB）を比較すると，ほとんどの場合，差がつかないことが多い．治療ガイドラインを遵守するほどに，新しい治療の上乗せ効果は証明し難くなってきた．近年では，非劣性を証明する臨床試験が増えているゆえんである．

　本論文においては，糖尿病自己管理教育プログラムが臨床的に有効なプログラムであったために，それにコーチングを追加しても効果が認められなかったのであろうと推測された．

電話によるコーチング介入

二つめは，Blackberry IDらにより，2013年に報告された論文である[5]．プラクティスナース（特定看護師：問診，検査，処方などを行うことが認められた看護師）が糖尿病患者に電話でコーチングを行い，18か月後のHbA1cを比較したPEACH（Patient Engagement And Coaching for Health）試験とよばれるもので，オーストラリアで行われた臨床試験である．

介入群は236例で，プラクティスナースによる電話介入を8回行う計画であった．対照群は237例で，通常の糖尿病診療を受けた．なお，糖尿病の診療は専門医ではなく，家庭医のもとで行われた．

実際，研究期間中に介入群の患者が電話コーチングを受けた平均回数は3回で，予定の8回よりは少なかった．また25％の患者は，電話コーチングを1回も受けなかった．18か月後のHbA1cは，電話コーチング介入群では7.98％から7.85％へとわずかな低下がみられた．また，対照群でも同様に，HbA1cは8.13％から7.91％へとわずかな低下がみられた．しかし，両群間には有意差を認めなかった（p = 0.84）．したがって，家庭医のもとで治療を受けている糖尿病患者を対象とした，プラクティスナースによる電話を用いたコーチングは，有効ではなかった．

コーチングを提供する側が熱心にプログラムを作成しても，その実施率が低いと改善は困難であるようだ．介入群のアドヒアランスの低さが目立つ研究であった．結局，患者側の主体的な協力がなければ，コーチングはその有効性を発揮できないのであろう．

コーチング介入のメタアナリシス

Olsen JMとNesbitt BJによるメタアナリシスが，2010年に報告されている[6]．これは，1998〜2008年までの間に発表された健康問題とコーチングに関する臨床研究のなかから，ピアレビューを経て掲載された，15編の論文をメタ解析したレポートである．

結果，研究の40％において，栄養摂取，運動療法，体重管理，服薬アドヒアランスの一つあるいはそれ以上の項目の改善が認められた．この結果は，

言い換えると，コーチングを用いた健康問題への介入の 60 % は有効ではなかったということである．このことから，コーチングが万能な介入方法ではないことがわかる．

　コーチング介入が有効であったプログラムの特徴を解析してみると，以下の 3 つの因子が重要であることが判明した．最も重要な 1 番目の因子は，ゴール設定が適切であることであった（73 %）．すなわち，コーチングを有効に用いるためには，行動目標をできるだけ具体的，かつ達成可能なものにしなければならない．2 番目の因子は，動機づけ面接を行うことであった（27 %）．動機づけ面接は，アルコール依存症や薬物依存症に対する治療法としてはじまったものである．患者から動機を引き出して行動変容に導くという目的と方法が明確なので，介入手段としては注目されている．糖尿病領域でも動機づけ面接法に関する臨床研究は増加傾向にある．3 番目の因子は，他職種との協働チーム医療での実行であった．つまり，コーチングを単独，あるいは職種を限定して行うよりも，チーム医療のなかで多職種のスタッフが用いると有効性が高くなるということである．チーム医療のレベルアップにコーチングを用いるのは妥当な方法といえるだろう．

　現時点でもコーチングにはエビデンスがある．しかしながら，まだまだ情報量が少ないのが実情である．近年，コーチングと糖尿病に関連する臨床研究は，以前と比較して急速に増えてきている．やがては，どのような患者に，どのような条件で，どのようにコーチングをすれば有効であるのかが現在よりも明確になっていくだろう．そうすれば，医療者も患者もコーチングを適切に利用する機会が増えて，糖尿病治療はレベルアップされていくだろう．

● 文献
1) 原井宏明. 対人援助職のための認知・行動療法. 金剛出版；2010.
2) Battista MC, Labonté M, Ménard J. et al. Dietitian-coached management in combination with annual endocrinologist follow up improves global metabolic and cardiovascular health in diabetic participants after 24 months. Appl Physiol Nutr Metab 2012；37：610-620.
3) Thom DH, Ghorob A, Hessler D. et al. Impact of peer health coaching on glyce-

mic control in low-income patients with diabetes: a randomized controlled trial. Ann Fam Med 2013; 11: 137-144.
4) Welch G, Zagarins SE, Feinberg RG, et al. Motivational interviewing delivered by diabetes educators: does it improve blood glucose control among poorly controlled type 2 diabetes patients?. Diabetes Res Clin Pract 2011; 91: 54-60.
5) Blackberry ID, Furler JS, Best JD, et al. Effectiveness of general practice based, practice nurse led telephone coaching on glycaemic control of type 2 diabetes: the Patient Engagement and Coaching for Health (PEACH) pragmatic cluster randomised controlled trial. BMJ 2013; 347: f5272.
6) Olsen JM, Nesbitt BJ. Health coaching to improve healthy lifestyle behaviors: an integrative review. Am J Health Promot 2010; 25: e1-e12.

Column

この人も「コーチング」をしていた？
山本五十六（日本海軍軍人，連合艦隊司令長官）

太平洋戦争で連合艦隊司令長官であった山本五十六による，「やってみせ，言って聞かせて，させてみせ，誉めてやらねば，人は動かじ」という言葉は，有名である．自分でやってみせることで，意外とできそうだという気持ちになってもらう．わかりやすく説明して納得が得られたら，実際にさせてみて，行動を引き出す．そして，誉めることで自信をもたせる．相手から主体的な行動を引き出すための方法論を述べている．

ティーチングとコーチングをうまくミックスした実践的な手法である．人材育成を必要とするとき，たいへん参考になると思う．

この名言は「話し合い，耳を傾け，承認し，任せてやらねば，人は育たず．やっている，姿を感謝で見守って，信頼せねば，人は実らず」と続く．対話，傾聴，承認，そして信頼して任せることの重要性を説いている．どれもコーチングの重要な要素である．

● 出典
・山本五十六「人を動かす」．http://www.ym56.net/

4章

「栄養・看護外来」の実際

佐世保中央病院における「栄養・看護外来」

　佐世保中央病院（以下，当院）の糖尿病センターでは，2005年9月から定期通院中の糖尿病患者全員に対して，主治医の診察前に，管理栄養士または看護師による療養相談を行っている．その際，管理栄養士も看護師もコーチング・スキルを用いて，患者の治療に対する主体性を引き出す努力をしている．これを「栄養・看護外来」と名づけている．栄養・看護外来を受診することによって患者の糖尿病に関する知識が増え，セルフケア行動が高まり，血糖コントロールが改善している．

　栄養・看護外来はコーチングの3原則に基づいている．コーチングの3原則とは，①双方向性であること，②個別対応であること，③現在進行形であることである．患者はチーム医療の一員として，管理栄養士や看護師と上下の関係の対話ではなく，双方向性の対話を行う．そこで扱われる問題や課題の解決には，患者一人ひとりの考え方や生き方が尊重され，患者中心の個別対応医療を推進する．また，受診のたびに療養相談（コーチング）を行うので，常に現在進行形を成している．

当院の栄養・看護外来が誕生するまで

栄養・看護外来が開設される以前の状況

　栄養・看護外来が開設される以前，当院の糖尿病センターでは，医師は毎日押し寄せる多くの糖尿病患者に対してあまり時間をかけずに，さばくように診察をしていた．忙しい外来のなかで行うことは，患者に対する指示・アドバイスが中心で，指示に従う患者がよい患者であり，指示を聞かない患者にはそれ以上何もできないので仕方がないという状態であった．看護師は医

師のアシスタントとして診察室に入り，診察介助，検査予約，診療予約などに追われ，療養指導を行う時間などはなかった．管理栄養士は医師の指示がなければ栄養指導を行うことができなかったので，必要なときだけ糖尿病センターによび出されていた．そして，何よりも患者は，自らの糖尿病治療に関して十分な情報を与えられることがなかったために，治療に対して主体的にかかわることができず，受動的であり，治療内容に対する不満の声をしばしば漏らしていた．

信楽園病院を見学

そのような状況が続くなか，新潟県にある信楽園病院では，管理栄養士と看護師が外来において，受診ごとに患者に情報提供を行い，糖尿病専門医とチーム医療を行っているという情報を糖尿病学会年次学術集会で得た．何とかして一度，その外来を見てみたいと思った．偶然にも，信楽園病院の山田幸男医師は，当院の菅村洋治副院長の学生時代からのお知り合いであった．そのつてを頼って早速，施設見学依頼をして，当院から医師2人，管理栄養士2人，看護師3人の総員7人が，見学のため信楽園病院を訪ねた．2005年初夏のことである．

そこで見たことは，たいへん衝撃的であった．糖尿病専門外来を受診した全ての患者に対して，管理栄養士と看護師が協力しながら情報提供していたのである．また，患者も自らの検体や検査結果を運搬することで，診療に協力していた．本当に見事なチーム医療がそこでは実行されていた[1]．

山田医師は「スタッフには力があります．信じて任せれば頑張ってくれます」という助言をしてくれた．けれども，「当院でもできるのだろうか？」という不安が，正直なところ筆者にはあった．ところが，一緒に施設見学をしたスタッフの反応は違っていた．「私たちもこのように，患者にかかわっていきたい」と言ってくれた．嬉しかった．ちょうど同じころ，筆者はコーチングを学習しており，院内で有志を集めてコーチングのセミナーを行っていた．そこで，当院の栄養・看護外来で，コーチングを中心としたチーム医療を実践してみようということになった．

4章 「栄養・看護外来」の実際

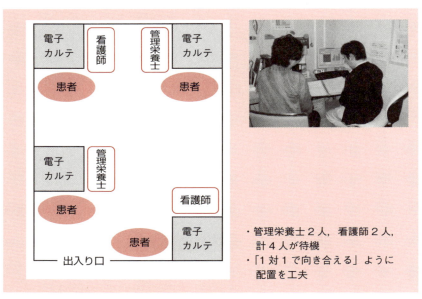

- 管理栄養士2人，看護師2人，計4人が待機
- 「1対1で向き合える」ように配置を工夫

図1 栄養・看護外来を行う部屋の配置図

栄養・看護外来の開始

　まず，栄養・看護外来を行うスペース（部屋）を確保した．部屋のなかには，管理栄養士2人，看護師2人の計4人を常時配置し，4人の患者の療養相談を同時進行できるようにした（**図1**）．

　管理栄養士と看護師は栄養・看護外来で使う資料を統一するため，ミーティングを繰り返した．担当者によって指導内容や提供する資料が異なっていると，患者が混乱するため，資料を一本化することにした．その作業はたいへん，重要な仕事であった．同時進行で，管理栄養士も看護師もコーチングのロールプレイを繰り返して，コミュニケーションのスキルアップに励んだ．また，患者向けに案内チラシやポスターを作成して，栄養・看護外来の開設の広報活動を行った．

　栄養・看護外来の開設によって，管理栄養士は糖尿病センターに常駐するようになった．また，看護師は医師の診察介助ではなく，療養指導に専念で

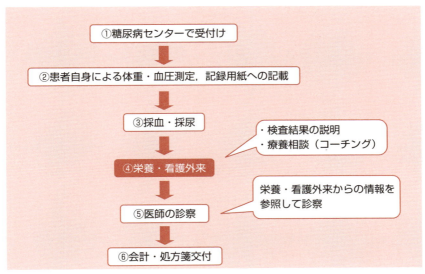

図2 栄養・看護外来の流れ（受診する全患者が対象）

きるようになり，フットケア外来を行う余裕もできた．そして，管理栄養士と看護師は頻繁に情報交換をしながら，糖尿病の療養相談のレベルアップをめざした．

あらゆる準備が整い，ついに2005年9月1日より栄養・看護外来を開設した．初日の外来が終了した後，医師も管理栄養士も看護師も，ハイタッチや握手で新しい船出の喜びをわかちあったことが思い出される．

栄養・看護外来の実際

栄養・看護外来の流れ

以下に，栄養・看護外来の流れを簡潔に記載する（図2）．
①糖尿病センターで受付け
②患者自身による体重・血圧測定（図3），記録用紙への記載（図4）
セルフで計測して記録することにより，患者の治療に対する主体性は増す．体重が増えていたり，血圧が通常よりも高かったりすると，それを記録しな

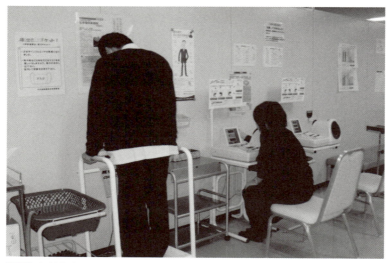

図3 患者自身による体重・血圧測定

```
氏名（          ）
体重 （     ）kg
最高血圧（     ）mmHg
最低血圧（     ）mmHg
脈拍数 （    ）拍/分
```

図4 記録用紙

がら生活習慣の振り返りをしている様子もみられた．なかには，測定結果に納得がいかず，数回測定しなおす患者もいる．自分でできることは自分でやるのが生活習慣病の治療の原則であると考えている．

③採血・採尿．その後，待合室で順番待ち

　HbA1c，血糖値，尿定性などの検査結果は15～30分程度で判明する．糖尿病患者の検体の迅速な処理に，臨床検査科が協力してくれるので，たいへんありがたい．

　その間，患者がいる待合室のホワイトボードには，「今月のテーマ」に関

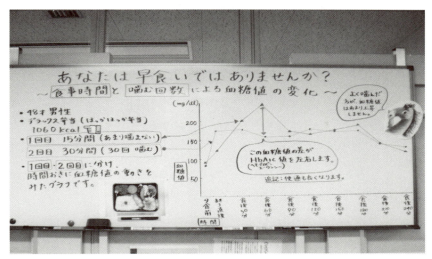

図5「今月のテーマ」の情報提供（待合室のホワイトボード）

する情報が掲示してある（図5）．また，モニターで糖尿病に関するビデオやDVDを放映し，待ち時間にも情報を提供している．ホワイトボードに記載された情報が気になった患者は，栄養・看護外来のときに，しばしばその情報に関連する質問をしてくる．患者の興味を引き出す有効な方法であると思っている．

④栄養・看護外来（検査結果の説明，療養相談）

検査結果が出たら，管理栄養士または看護師が患者を栄養・看護外来によび入れて，結果説明をする．説明の際に，患者の糖尿病手帳に結果を記載する．ガイドラインにおける目標値も，このときに繰り返し指導する．

この際，管理栄養士も看護師もコーチングを軸とした態度で臨む．教えること（ティーチング）よりも，患者の話を聴くことを重視する．患者が相談したいことがあれば，それを主題（アジェンダ）にする．患者が困っていること，知りたいこと，取り組みたいことなどを積極的に聞き出していく．患者が特に相談したいことがない場合には，医療者から「今月のテーマ」に関する情報提供を行う（表1）．今月のテーマは，管理栄養士と看護師が相談して1年間の計画を作成している．資料もそれに合わせて作成し，その資料

表1 今月のテーマ（プログラム例）

年月日	大項目	小項目	指導項目
H21/9.10	神経障害	・壊疽 ・心血管系自律神経 ・無自覚性低血糖	・フットケア　・アキレス腱反射 ・タッチテスト ・CV-RR　　　・低血糖
H21/11.12	運動療法	・メタボリック・シンドローム	・運動効果　・補食と間食 ・腹囲測定　・グラフ化体重日記
H22/1.2	血圧管理	・腎症 ・大血管障害	・目標値と家庭血圧測定 ・禁煙 ・腎症ステージ
H22/3.4	歯・口腔ケア，シックデイ	・歯周疾患（歯肉炎と歯周炎）	・歯の衛生 ・病院への連絡方法 ・食事（糖分・水分の補給）
H22/5.6	DMコントロール指標と合併症	・細小血管合併症 ・大血管合併症	・食後高血糖 ・HbA1cの上昇と合併症の進行 ・血中脂質の目標
H22/7.8	眼に関する合併症，薬物療法	・網膜症 ・薬のからくり	・眼科受診　・糖尿病の経口薬 ・インスリン　・血糖自己測定

の使用方法もチームで統一している．

その後，管理栄養士・看護師が療養相談のサマリーを電子カルテに記載する（図6）．

⑤医師による診察（図7）

医師は栄養・看護外来のサマリーに目を通したうえで，患者を診察室によび入れて診察を行う．栄養・看護外来のサマリーには，その患者の診療に際しての主題（アジェンダ）がすでに記載してあるので，医師はそのアジェンダを中心に患者と対話することができる．絞り込んだ内容で対処できるため，短い診察時間でも患者の満足度は高い．スタッフから医師へとバトンタッチで情報を共有することで，患者は納得のいく療養相談ができる．

⑥会計，処方箋交付

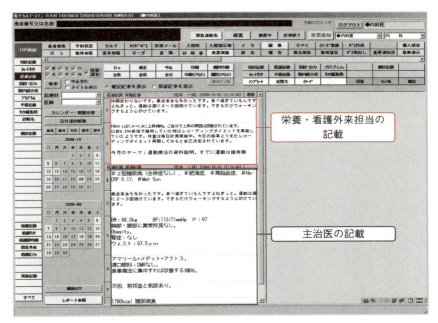

図6 療養相談の電子カルテ

所要時間

　栄養・看護外来における患者1人あたりの療養相談の時間は，平均15～20分である．その後の医師の診察時間は平均7～8分である．合わせると，患者は毎回受診ごとに医療者と20～30分間の対話をすることになる．

　栄養・看護外来で取り上げられたアジェンダは，医師へと引き継がれる．その過程で，管理栄養士・看護士・医師・患者の智恵を結集し，多くの選択肢を出し合うことによって解決法は可能性を広げ，医師の専門的な知識を追加して，最終的には，どのように治療するのかを患者が選択する．栄養・看護外来をはじめる前と比べると，スタッフはチーム医療を強く意識するようになってきた．

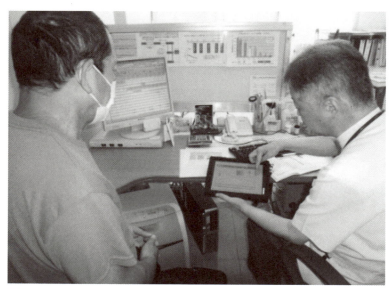

図7 医師の診察

医師は，栄養・看護外来担当のサマリーを確認し，患者の診察を開始する

「今月のテーマ」の設定

　前述したように「今月のテーマ」（**表1**）は，管理栄養士と看護師がペアで資料作成し，カンファランスで承認される．そして，担当ペアは，できあがった資料の使い方をほかのスタッフに指導する．資料を共有することにより，担当者による知識レベルの違いをできるだけ均等化しようとしている．共有資料は栄養・看護外来がはじまったころ，紙を媒体としていたが，2012年からはタブレット型端末をクラウドで同期して共有している．タブレット型端末は文字や絵を拡大できるので，高齢の患者にも好評である．

具体的な栄養・看護外来の進め方

検査結果の説明

・この結果をどのように思われますか？

・改善した（悪化した）理由は何だと思われますか？

　検査結果の説明は，上記の質問のように，過去型質問で振り返りをすることから開始する場合が多い．基本的には患者に自由に話をしてもらっているが，言葉数が少ないようであれば，食事，運動，服薬，行動などに分類して質問する場合もある．

　結果がよくて，予想通りであれば，承認することで患者の燃え尽きを防ぐ．予想外の結果であれば，それに影響を及ぼした因子について考えてもらう．例えば，「最近，食べる頻度が増えた食品はないですか？」「運動の回数や時間はどうなっていますか？」「服薬アドヒアランスに変化はありませんか？」などと聞いてみる．また，血糖自己測定の記録があれば，それを確認してみる．このような振り返り作業を行いながら，血糖値と生活習慣の関係性についての患者の気づきを引き出していく．

療養相談の主題（アジェンダ）の設定

・今日，相談したいのはどのようなことですか？
・糖尿病の治療で困っているのはどのようなことですか？

●患者側からアジェンダの提供があった場合

　患者が上記の質問に答えたら，当然ながらそれが本日の療養相談のアジェンダとなる．そのことについて患者の考えや思いを聴く．何が心配なのか，何に困っているのか，疑問に思っている点は何か，何に取り組もうと思うのか，スタッフは対話の内容をサマライズし，適切な情報があれば提供する．患者のアイデアと管理栄養士，看護師のアイデアを出し合って問題解決のための選択肢を増やしていく．そのうえで可能であれば，その場で問題を解決する．困難であれば，問題点をサマライズして医師へ申し送る．

●患者側からのアジェンダの提供がなかった場合

　患者が上記の質問に対し，「特にありません」と答えたら，スタッフが「それでは，今月のテーマが○○なので，それについてお話ししてもよいですか？」と枕詞で許可をとり，情報提供を開始する．

・あなたは○○に対して，どのように思われますか？
・あなたは，○○をどのように対処されていますか？

この質問により，患者の考えや理解度をある程度把握したうえで情報提供をする．情報提供をする際には可能な限り，ある具体的なエビデンスを題材にするようにしている．そのためには，「今月のテーマ」の資料を事前に作成しておくことが必要であり，管理栄養士と看護師がそれぞれ一人ずつ担当することになっている．「ある治療をしないと，たいへんなことになりますよ」という情報提供よりも「ある治療によって，○○に関連する合併症をきたす確率が ○ % 低下します」というほうが，患者には受け入れられやすい．

行動目標の設定

・これから取り組もうと思うことは，どのようなことですか？
・どのようなアイデアがありますか？

　行動目標は，患者自身が考えるのが最も理想的である．上記のような質問をしていくなかで，患者が自分のライフスタイルのなかから導き出す答えに期待したい．スタッフが考える行動目標は，スタッフ自身の知識と技術によるものであり，患者の生活とは，あいいれない可能性もある．しかしながら，患者が行動目標の設定に困っているときには，許可を得たうえで複数のアイデアを提供し，できそうなことを患者に選択してもらうこともある．

・主治医に聞きたいことや伝えたいことはありませんか？

　高齢者に多いのであるが，「医師には本音を話すことができない」，あるいは「質問することができない」という患者もいる．そのような患者は，医師を特別視しており，双方向性の関係を築き難い状態にある．その点，患者にとって管理栄養士や看護師は，医師と比較すると敷居の低い存在である．したがって，患者が医師には言えないと思っている相談を上記の質問などによりスタッフが聴きとって，医師へ伝えることは重要な仕事である．それを繰り返すことで，医師・患者の関係は双方向性へと近づく．

栄養・看護外来での注意事項

　栄養・看護外来を担当するにあたっては，いくつかの注意事項がある．

患者の感情を聴く

　最も重要なのは，患者の感情を聴くことを最優先にすることである．人の行動は，その人の感情によってもたらされることが多い．科学的な理由に基づくものよりも，「好き」「嫌い」などの感情のほうが，患者の行動に対して影響力が大きいのである．したがって，患者の感情がどのような状態にあるのかを傾聴することは，患者の行動を理解し，共感することに役立つ．栄養・看護外来には患者を指導する教育の側面もあるが，それは主たる目的ではない．共感的に患者の話を聴くことからはじめることが重要である．

患者の行動に焦点をあてる

　検査結果そのものよりも，患者の行動に焦点をあてることが重要である．例えば，ある患者の HbA1c が 7.5 % から 7.2 % へと低下していたとしても，そのことをすぐに誉めることはしない．まずは，HbA1c が改善するような行動の有無について質問する．もし，運動時間を 10 分ほど増やしたという事実がわかれば，「運動を 10 分増やしたことによって，HbA1c の改善が得られたのですね」と承認する．特に行動に変化がない場合には，変動のなかで偶然に低下しただけなのかもしれないので，特別な承認はしない．望ましい行動をはじめたにもかかわらず，HbA1c は，むしろ悪化してしまう場合もある．そのような場合も，データの悪化を叱責するのではなく，望ましい行動をはじめたことを承認する．そのうえで，HbA1c が上昇した理由として，ほかの要因がないかを患者と話し合うようにすれば，患者の自己効力感を損ねない．

断定的な言い方を安易に使わない

　断定的な言い方である「よい」「悪い」を，スタッフは安易に使用してはいけない．受診するごとに「よい」「悪い」という二元評価をされているうちに，患者はスタッフの顔色を窺うようになり，主体性を失っていく．スタッフは患者を裁く裁判官ではない．行動は，よいか，悪いかではなく，役に立ったか，役に立たなかったかで判断したほうがよい．データもよいか，悪いか，

よりは，目標値に近づいたかどうかで考えるほうが望ましい．

2013年の日本糖尿病学会における熊本宣言で，HbA1cの「優」「良」「可」「不可」という評価が撤廃されたことは記憶に新しい．

「抵抗を示す患者」に抵抗しない

医療者の提案に対して抵抗を示す患者を，論理で説得し，ねじ伏せようとすると，さらに強固な抵抗を生む場合が少なくない．まるで医療者と患者が，相手を打ち負かそうと組み合ったレスリングのような状態になる．はなはだしいときには，言い争いに発展し，その後，患者が受診しなくなることもある．患者が提案を拒否する場合には，いくつかの対処方法がある．単純にオウム返しを行って話題を変えるのが，最もシンプルな方法である．「そうですか．今はまだ食事を見直すつもりはないのですね．では，話題を変えましょう」という具合である．

無理に行動目標設定をしない

機が熟していないときには，無理をして行動目標設定をしないことである．まだ行動変容への関心が低い患者に対して，無理やり行動目標を設定させると，面接の現場を早く立ち去りたいがために，実行するつもりがない，口から出まかせの行動目標になってしまいがちである．当然，このような行動目標は，実行されることがない．そして，それを数回繰り返すと「できない患者」のできあがりとなる．

糖尿病の療養指導は，「できる患者」を育てるようにしたい．したがって，担当者は行動目標を今決めてよいのかを熟慮する必要がある．糖尿病エンパワーメント[2]に記載されている，「この部屋を出ていく前に，何か一つ行動目標を決めてください」は，いつでも，誰にでも使ってよい方法ではない．

栄養・看護外来カンファランス

開催日，参加者，検討症例など

毎月の第1木曜の午後に，約1時間，栄養・看護外来カンファランス（以下，

	20○×年9月5日（木）　担当：○○管理栄養士　書記：△△看護師	
カンファランスに提示した理由	糖尿病性腎症が進行した患者へのかかわり方，透析予防指導のあり方，心理的に困難な状況にある患者への援助方法などを再学習したい	
患者基本情報	T.T，46歳，男性　　主治医：○○ 2型糖尿病（腎症4期，増殖網膜症，神経障害） 家族背景：認知症の母と2人暮らし 職業：　　　　　　キーパーソン：不明	
現病歴	32歳ごろに糖尿病を指摘され，治療後1年ほどで自己中断．43歳ごろに浮腫が出現して近医を受診．当院を紹介されて教育入院した．強化インスリン療法にて治療を行った．網膜症はレーザー治療を行い，腎症にはARB投与と蛋白制限食を指導．HbA1cは6％台で維持できているが，腎機能の悪化と浮腫の再出現があり，不安が増している	
現在の治療	食事：2,000 kcal，蛋白50 g，塩分6 g インスリン：Q（3.2.3），G（0.0.0.4） 薬：オルメサルタン，アムロジピン	
経過・問題点	・バーンアウト状態（頑張っても透析は避けられない） ・絶望感喪失感がうかがわれるような表情，言葉数も少ない ・栄養・看護外来でどうかかわれればよいのか，わからない	

図8　栄養・看護外来カンファランス（症例呈示の例）

栄看カンファ）を行っている．参加者は，糖尿病センターの医師，看護師，管理栄養士で，毎回，平均10〜15人が参加する．検討する症例は，看護師または管理栄養士が外来患者のなかから選ぶ．通常は，なかなかコントロールが改善しない患者や，重症合併症の患者，あるいは心理面に問題を抱える患者が選ばれることが多い．

担当者（症例呈示者）は，栄看カンファの数日前に症例のサマリーを作成し，栄養・看護外来の関係者に院内メールで配信する．担当者はサマリーのなかに，患者の病歴，治療内容，患者基本情報（職業，家族背景，キーパーソン）などを記載する．加えて，栄看カンファでどのようなことを話し合いたいか（栄看カンファに提示した理由）を記載する（図8）．

栄看カンファの実際

● 多くの意見を出し合う

栄看カンファでは，担当者が悩んでいる点を，さらに詳しく述べる．その後，多くの職種が意見を出し合う．医師はその患者の治療に関連しそうなエビデンスをはじめに紹介することが多い．また，看護師は自分がその患者を担当したときに，どう思ったかを述べている．管理栄養士も看護師と同様に，自分が担当したときに，その患者が話した食生活などを紹介している．

複数のスタッフが話を続けるうちに，その患者像が広がりをもったものになる．患者は相手によって，あるいは時期によっていろいろな側面を見せている．あるスタッフは患者の強気な側面しか知らなかったのに，別のスタッフはその患者の弱気な一面や不安な表情を見た経験があるという．数人のスタッフの意見が出揃うと，問題そのものは何も解決していないのに，参加者の問題の捉え方がポジティブに変化している．多くの人の意見を聞くプロセスにおいて，患者に対する考え方・捉え方がシフトしていき，問題に対しての別の視点をもつことができるようになってくる．

● 次の外来で，患者にどのような質問をすればいいのかを考える

次に，問題点を解決するためにどうすればよいかを考えていく．まず大事なことは，「次の外来で，患者に何を話してもらうか」である．すなわち，どのような質問をするとよいかを考える．そして，その質問は看護師や管理栄養士がするべきか，あるいは医師がするべきかを考える．多くの場合，その目的は，患者の行動をよいものにしようというより，患者をもっと知ろう，患者の将来に対するビジョンを聴こうというものが，主流になることが多い．

栄看カンファで話し合われた内容は，書記係が記録をして，患者の電子カルテ内に保存する．次回の栄養・看護外来担当者はその記録を参考にして，患者と療養相談を行う．こうして，栄養・看護外来のスタッフは糖尿病患者の療養指導のための基礎的な対応力を養っていく．

● 文献
1) 山田幸男．糖尿病チーム医療の実際．メディカ出版；2003．p.15-26．
2) 石井　均，監訳．糖尿病エンパワーメント 第2版．医歯薬出版；2008．p.153．

5章

「栄養・看護外来」のアウトカム

「栄養・看護外来」開設後にもたらされた変化

「栄養・看護外来」(p.58参照)がはじまる前には,患者は治療方法や生活習慣の改善を医療者側から一方的に勧められ,それに従うというスタイルであり,極めて受動的であった.医療者の指示に従わない患者のことは気になっていても,「やる気のない患者なので仕方がない」と切り捨てるしかなかった.

コーチングを取り入れた栄養・看護外来によって,患者の考え,スタッフの気づき,医師の知識を統合した本当の意味での患者中心のチーム医療ができるようになった.以前は,医療者に質問されることがなかった患者が,医療者側から質問をされて驚いていた.慣れていないせいもあって,「素人考えですが…」などと前置きをしながら,ぎこちなく自分の考えを話しはじめた.これまで,医療者に聴いてもらいたいと思っていた心情を語るうちに,感きわまって涙ぐむ患者も次々と出現した.本当は患者も医療者に対して,言いたいことがたくさんあったのだ.

「指導ではなく質問をすること」は,筆者たちの糖尿病治療における革命的な変化であった.ここでは,栄養・看護外来によってどのような変化が起きたのかをデータで示していくことにする.

医療者側の変化

栄養・看護外来を担当するスタッフはコーチングを使うようになって,どのようにコミュニケーションの能力が変化したのかをアンケートで調査した.栄養・看護外来の開設後8か月の時点での調査である[1].対象は21人で,内訳は医師3人,管理栄養士5人,看護師13人であった.患者とのコミュニケーションにコーチングが有用であるか否かについては,全員が有用であ

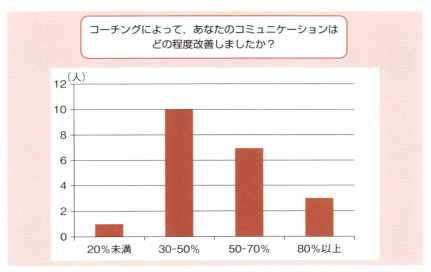

図1 スタッフへのアンケート調査①

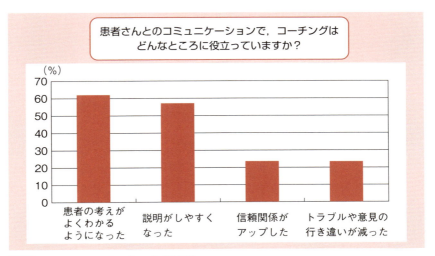

図2 スタッフへのアンケート調査②

ると答えた（100％）．自分のコミュニケーションレベルがどの程度変化したのかを自己評価してもらったところ，30〜50％ほどアップしたという答えが最多であった（図1）．コーチングがどのような点で有効であるかにつ

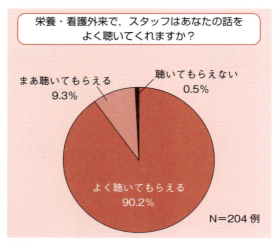

図3 患者へのアンケート調査①

いては,「患者の考えがよくわかるようになった」が最も多かった(図2).次に多かったものは,「説明がしやすくなった」であった.コーチング・スキルの自己評価では,傾聴に関連するスキルの点数が高かった.栄養・看護外来の有用性に関しても,全員が「有用である」と答えており,今後もこの仕事にかかわっていきたいという答えだった.

患者からみた栄養・看護外来

　栄養・看護外来の開設1年後の時点で,204人の患者にアンケート調査を行った[2].90.2％の患者が,栄養・看護外来で自分の話を「よく聴いてもらえる」と回答した(図3).また,「栄養・看護外来を受診したことによって,糖尿病を意識した行動の変化があった」と答えた患者(「大きく変化」「変化あり」の合計)は94％であった(図4).さらに,糖尿病に関連する知識が増えたという患者も93％であった.

　アンケートから1年後の糖尿病のコントロール状態をみると,行動変容が大きい患者ほどHbA1cの改善度が大きい傾向にあった.したがって,医療者と患者の双方向性のコミュニケーションが良好になり,患者は糖尿病に関する知識を正しく理解して,糖尿病を意識した行動変容が高頻度に出現し,

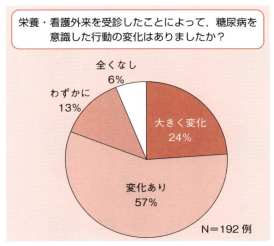

図4 患者へのアンケート調査②

糖尿病コントロールの改善につながったものと思われる.

栄養・看護外来の開設後のHbA1c値の時系列変化

　九州地区ではHbA1cは季節性変動を示し,冬(1〜3月)に高値となり,夏(7〜9月)に改善することが多い.そこで,毎年4月のHbA1cの変化を,栄養・看護外来の開設前から開設後7年間を追跡した.栄養・看護外来の開設前にはHbA1cは7.48%であったものが,年々少しずつ改善し,7年後には6.89%まで改善した(図5)[3].

　この間,糖尿病の薬物療法の進歩には著しいものがあった.経口血糖降下薬に基礎インスリンを追加するBOT(Basal supported oral therapy)治療の普及,DPP4阻害薬やGLP1受容体作動薬というインクレチン関連薬の発売は,糖尿病治療の大きな福音となったのである.栄養・看護外来開設後のHbA1cの改善には,このような薬物療法の進歩の影響もかなり反映されていると思われる.

　一方で,行動変容が大きい患者ほどコントロールが改善しているという事実もあるので,HbA1cの改善の理由は薬物療法の進歩のみではないと思われる.コーチングを用いた栄養・看護外来では,患者の主体性を引き出しな

5章 「栄養・看護外来」のアウトカム

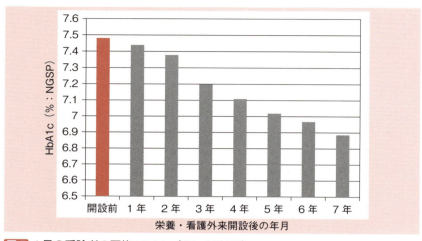

図5 4月の受診者の平均HbA1c（％：NGSP）

がら治療を進めていく．患者が取り組んだ行動変容がわずかなHbA1c値の改善を生じ，それを医療者から承認されることで自己効力感が高まる．そして，糖尿病治療への患者の取り組みはさらによくなる．そのようにしてもたらされた生活習慣の改善や，服薬アドヒアランスの上昇は，薬物療法の効果を高めることにもなるのであろう．

糖尿病合併症に関するアウトカム

今月のテーマが「糖尿病網膜症」のとき

「今月のテーマ」（p.63, 66参照）を「糖尿病網膜症」にしたとき，栄養・看護外来で1,167人の糖尿病患者に定期的な眼科の受診状況について尋ねた（図6）．定期的に眼科に通院している患者は，707人であり全体の60.6％であった．定期通院者のうち，72％は院内の眼科に通院し，残りの28％は自宅近くの眼科に通院していた．当時，院内の常勤眼科医は1人であった．

定期通院をしていない460人（39.4％）に対して，糖尿病網膜症に関連する情報提供を行った．そして，眼科受診をするつもりであるならば，主治医が紹介状を作成する旨を伝え，患者に自己決定してもらった．その結果，

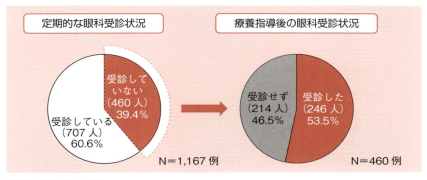

図6 眼科受診状況

246人（非定期受診者の53.5%）が眼科を受診した．眼科受診によって，新たに26人が網膜症と診断され，白内障，緑内障などを加えると，39人に眼病変が発見された．これは新たに眼科を受診した患者の15.9%に相当した．

今月のテーマが「糖尿病性腎症」のとき

今月のテーマを「糖尿病性腎症」にしたときに，948人の糖尿病患者に自分自身の糖尿病性腎症のステージを正しく知っているかどうかを尋ねた．自分の腎症ステージを正しく理解していた患者は492人で，51.9%に相当した．これは，予想を大きく下回るものであった．30%の患者は自分の腎症ステージを「知らない」と答えた．主治医はアルブミン尿の検査を行い，結果も患者にきちんと説明したつもりでいたが，伝わっていたのは半数の患者にすぎなかった．なかでも，腎症4期の患者の腎症ステージ認知率は34.8%と最も低かった．以後は，ときどき患者の理解度を確認するようにしている．

今月のテーマが「歯周病」のとき

今月のテーマを「歯周病」にしたときに，604人の糖尿病患者に定期的な歯科受診の状況について尋ねた．定期的に歯科受診をしている患者は271人であった（44.9%）．定期受診をしていない患者に対して，糖尿病と歯周病の関係に関する情報提供を行った．その後，歯科受診をしていない患者のなかから33.0%の患者が歯科受診をしていた．

不足していた情報の提供により,受診行動が変化

このように,今月のテーマを設定して,それに関する調査をすると不十分な点が次々と明らかになる.そして,必要な情報提供を行うと,それまで受診行動のなかった患者が,受診をしてみようという前向きな発言をするようになる.栄養・看護外来では,医師・管理栄養士・看護師が一体となって同じテーマに取り組むため,種々の患者調査を行いやすくなる.そして,集計結果を待合室のホワイトボードに掲示することで,患者の関心をもっと引き出すことができる.

● 文献
1) 松本一成,中村 寛,最勝寺弘恵,ほか.栄養看護外来におけるメディカルサポートコーチングの導入および自己評価.プラクティス 2007;24:470-472.
2) 松本一成.糖尿病チーム医療におけるメディカルサポートコーチングの有用性.糖尿病診療マスター 2007;5:78-79.
3) 松本一成.糖尿病療養指導へのコーチングの適用—患者さんが自分で考えて駆動を変えていくコミュニケーション.糖尿病診療マスター 2009;7:447-451.

Column 患者さんから引き出されたアイデア

Nさん(70歳,男性)は,運動療法が得意であった.よく歩いており,毎日2万歩程度のウオーキングをしている.一方で,食事療法への取り組みは不十分だった.特に,歩いた後に糖分が多い間食をしてしまう.そこで,コーチングを活用しながらNさんと話し合った.

■ 引き出されたアイデア

もともとNさんは健康への関心が高く,歩数と血糖値を記録する習慣があった.そこで,自作の行動記録用紙に,「間食」と「笑顔」という欄を追加することにした.「間食」の欄には,間食をしなかったときには○印,間食したときには食べたものを記載した.「笑顔」の欄には,自分で「○」「△」「×」の印を記載した.笑顔の欄を設けたのは,間食をしないことはもちろん,ストレスをためないために努めて笑顔でいたいためと,Nさんが発案したことであった.次の受診時にNさんは,見事な記録を持参され,当然ながら血糖コントロールも改善していた.

6章 コーチング・スキルを磨く

コーチングの基本スキルの練習方法

　筆者自身は，コーチングは実用品であると考えている．例えていえば，鍋や釜のような道具である．道具は，使い方を覚えれば誰にでも使うことができる．しかし，新しい道具というものは，使いはじめのうちはなかなか手になじまないものである．ところが，使い続けていくうちに段々と慣れてくる．そして，残念なことに使わなくなると錆びついてしまう．道具を使いこなす能力には，上手・下手があるのは当然である．はじめから上手に使える人は，天才であり，天然コーチ（人の力を自然にうまく引き出せる人）である．もちろん，そのような人は少ない．多くの人は凡人である．凡人は初めのうちは下手であるが，練習によって技術を身につけ，上達することができる．

　コーチングは技術であり，それをマスターするための特殊な才能を必要としない．コーチングを，毎日のコミュニケーションのなかで意識して使い続ければ，きっとものになる．加えて，ロールプレイなどのエクササイズに参加すると，自らのスキルにますます磨きがかかる．

　ここでは，少人数でできるコーチングの基本スキルの練習方法について，例を示しながら解説する．基本的には，クライアント，コーチ，観察者の3人で一組となる．3人は，それぞれが役割を交代しながら，全ての役を経験することが理想である．全ての役割を経験するのには時間がかかるが，たいへん有効な方法のため，ぜひトライしてほしい．

基本スキル「聴くこと」のエクササイズ

対話を促進するペーシング，頷き，相槌のエクササイズ（図1）

　クライアントとの対話を促進するためには，相手の様子を観察しながらペ

目的：ペーシング，相槌，頷きの練習

3人一組となる（クライアント：話し役，コーチ：聴き役，観察者）
題目：私の好きなこと（趣味など）
- はじめ，コーチは石になってください（反応をしない，表情を変えない，動かない）
- 観察者が合図をしたら，石から人間に戻って「聴いて」ください（視線を合わせ笑顔で，ペーシング，相槌，頷き，などをする）

図1 「聴くこと」のエクササイズ用スライド資料①

ーシング（p.21参照）をしたり，タイミングよく頷き，相槌を入れたりする（p.27参照）必要がある．

題目：私の好きなこと（趣味など）

必要人員：クライアント（話し役），コーチ（聴き役），観察者（合図係を兼ねる）の3人で，一組となる．

具体的な方法：

・題目についてクライアントが話をする．
・聴き役のコーチは，はじめは「石」になる．石なので反応してはならない，表情を変えてはならない，動いてもならない．
・クライアントは石であるコーチに向かって話し続ける．
・1〜2分ほど経過したところで，観察者が「コーチは人間に戻ってください」と合図をする．
・コーチは，そこからは相手に合わせてペーシングを行い，頷き・相槌を入れながら表情豊かにクライアントの話を聴く．頷く回数は多めにする．相槌もタイミングよく入れていく．
・終了後，それぞれが意見を出しあってシェアする．

POINT 反応しない石に向かって話をすることは，難しい．話しているうちに，悲しくなったり，腹が立ったり，「このまま話を続けてもよいのだろうか？」という気分になったりする．それに対し，相手がペースを合わせてくれ，頷きや相槌で反応してくれると，とても話しやすい．頷きや相槌が加わるだけで，対話が促進されるのである．近年，医療現場に電子カルテが普及することによって，モニターばかりを見て患者を見ない医療者が激増している．これは，患者からみるとたいへん話をしづらいのである．医療者は，自分が石になりやすい環境で仕事をしていることに，日ごろから留意しなければならない．

2分間の長さを体感するエクササイズ（図2）

「患者の話を聴くことは大切だと思うが，その時間がない」という意見が，医療者からしばしば聞かれる．2002年にLangewitz Wらは，外来で患者の話をさえぎらずに傾聴し，その時間を測定するという観察研究の結果を，BMJ（British Medical Journal）に報告している[1]．この結果によると，78％の患者が2分以内に話を終えていた（図3）．

患者に自由に話をさせると，時間がいくらあっても足りないと思いがちであるが，実際にはそうでもないらしい．では，2分間でどれくらいの話ができるのかを体感してみよう．

題目：理想とする患者やスタッフとのコミュニケーション．
必要人員：クライアント（話し役），コーチ（聴き役），観察者（合図係を兼

目的：2分間の傾聴（2分間の長さを体感する）

3人一組となる（クライアント：話し役，コーチ：聴き役，観察者）
題目：理想とする患者やスタッフとのコミュニケーション
- コーチは，2分間クライアントの話を集中して聴いてください
- 観察者は，2分間の計測をします

図2 「聴くこと」のエクササイズ用スライド資料②

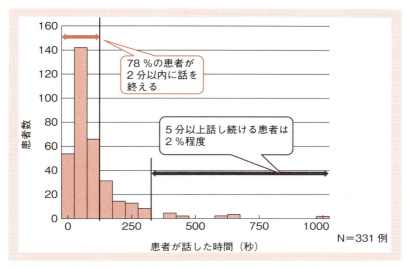

図3 外来患者の話は，口を挟まずに聴けば何秒かかるのか？

(Langewitz W, Denz M, Keller A, et al. Spontaneous talking time at start of consultation in outpatient clinic : cohort study. BMJ 2002 ; 325 : 682-683. より)

ねる)の3人で，一組となる．

具体的な方法：

・上記題目でクライアントが話しをはじめるのと同時に，観察者はストップウォッチを押す．
・コーチはクライアントの話に集中し，できるだけ口を挟まずに，頷いたり相槌を入れたりしながら傾聴する．
・2分経ったら，観察者は「ここまで」と宣言する．
・修了後，それぞれが2分間の長さについて感想を述べ，意見をシェアする．

6章 コーチング・スキルを磨く

POINT
　クライアントは，2分間あれば多くの内容を話せることに気づく．また，コーチは，2分間の傾聴で多くの情報が得られることも体感できる．
　ちなみに2分間では，600〜800字分，400字詰め原稿用紙に換算すると1.5〜2枚に相当する内容を話すことができる．結構な分量である．話し手からみると，2分間という短い時間であっても，相手に集中して聴いてもらえることで満足感は増す．患者に話を早く終えてもらいたいときは，途中で口を挟むよりも集中して聴いたほうがよいのである．

ゼロポジション・オートクライン・サマリー返しのエクササイズ（図4）

　コーチがゼロポジション（p.24参照）で傾聴すると，クライアントにはオートクライン（自分の言葉を自身で聞いて，自分の本当の考えを知る，p.25参照）が起こる．そして，コーチがクライアントの話をサマライズして返すと，クライアントはオートクラインとサマリー返しで合わせて2回自分の考えを聞くことになる．これは，患者の行動変容への決心を強化する．

題目： 前からやろうと思っているのだけれど，なかなかできないでいること．
必要人員： クライアント（話し役），コーチ（聴き役），観察者（合図係を兼ねる）の3人で，一組となる．
具体的な方法：
・クライアントは，題目について話をする．話す時間は2分間とする．

目的：ゼロポジション，オートクライン，サマリー返しの練習

3人一組となる（クライアント：話し役，コーチ：聴き役，観察者）
題目：前からやろうと思っているのだけれど，なかなかできないでいること
- コーチは，2分間クライアントの話を聴いてください
- 観察者は，2分間の計測をします
- その後，コーチはサマリーを1分間以内の長さで返します

図4 「聴くこと」のエクササイズ用スライド資料③

- コーチは，相手の話をサマライズできるように，ゼロポジションで集中して傾聴する．
- 観察者は，ストップウォッチで時間を測定する．
- 話の終了後（2分後）に，コーチはクライアントの話のサマリーを1分間以内の長さでクライアントに返す（「このような話をされましたね．間違いないでしょうか？」など）．
- 修了後，それぞれが，それぞれゼロポジション，オートクライン，サマリー返しについて感想を述べ，意見をシェアする．

　日常会話において，自分の話がサマリーとなって返ってくることはほとんどない．このエクササイズにより，自分の話をコーチにサマライズしてもらうことが，自らの考えをまとめたり行動計画を考えたりする際に，たいへん有効であることが理解できるだろう．また，サマリーをつくる側のコーチは，集中して傾聴するトレーニングになる．どの言葉をサマリーに採用し，どの言葉を省くかは，コーチが選ぶことになる．クライアントが話した言葉のなかから，できるだけ前向きな発言を選び出してサマリーに入れるようにしよう．

基本スキル「質問すること」のエクササイズ

オープン型質問をつくるエクササイズ（図5）

題目：食事療法や運動療法への取り組みが不十分なために，肥満が改善せず，HbA1cも高値の患者への質問．
必要人員：2人以上．全員がコーチ（医療者）となる．
具体的な方法：
- 上記の患者と，これから面接することを想定する．
- その患者にどのようなオープン型質問（p.30参照）をすればいいかを考えて，思いついた質問を手元の紙に記載していく．この作業はそれぞれが行う．
- 3〜5分ほど経ったところで，グループ内でお互いが作成した質問を見せ

> 目的:オープン型質問,未来型質問の練習
>
> 2人以上で,全員がコーチ(医療者)になる
>
> 題目:食事療法や運動療法への取り組みが不十分なため,肥満が改善せず,HbA1cも高値の患者への質問
>
> - これから,上記の患者と療養相談をします
> - どのような質問をすればよいかを考えて,書き出してください
> - その後,グループ内で質問をシェアしましょう

図5「質問すること」のエクササイズ用スライド資料①

あう.まず,質問の形式がオープン型質問になっているかどうかを確認する.未来型質問や肯定型質問(p.33参照)であれば,さらによい.次に,その質問で何を引き出そうとしているのかを互いに確認しあう.すなわち,質問の意図を確認してシェアする.

> **POINT** グループ内で,それぞれが作成した質問を見せあうことには大きなメリットがある.それは,コーチの質問の引き出しが増えるためである.自分だけで思いつく質問は,いつもよく似た同じパターンであることが多い.そこで,他人が作成した質問を見てみると,あきらかに自分とは異なる視点に立った質問である場合がある.コーチングでは質問の幅を広げることがコーチの能力アップにつながるので,多くの人と質問を共有することは優れた学習法になる.

言葉の塊をほぐすエクササイズ(図6)

言葉の塊:「糖尿病の治療は難しいですね」,または「食事量を減らします」.

必要人員:クライアント(話し役),コーチ(聴き役),観察者(合図係を兼ねる)の3人で,一組となる.

具体的な方法:

・クライアントは,上記の言葉のうち,どちらかを発言する.

・コーチは,オープン型質問で聞き返して,話を具体化していく(言葉の塊をほぐしていく).例えば,「糖尿病の治療のどこが難しいと感じていま

> 目的:「言葉の塊」をほぐす練習
>
> 3人一組となる(クライアント:話し役,コーチ:聴き役,観察者)
>
> 言葉の塊:「糖尿病の治療は難しいですね」または「食事量を減らします」
>
> ● ある患者さんが,上記の言葉を話しました.どちらも,漠然とした「言葉の塊」です
> ● コーチは,いろいろな質問で,どんどん「言葉の塊」をほぐしてください

図6「質問すること」のエクササイズ用スライド資料②

すか?」「難しいとは具体的にどういうことですか?」「いつからそう思っていますか?」などである.
・イメージができれば,言葉の塊をほぐすことを終了する.
・終了後,それぞれが感想を述べて意見をシェアする.

> **POINT** 言葉の塊をほぐした後に,再構築すると,コーチとクライアントの間での考えの共通理解がよくなる.相手の話の内容を誤解することなく理解したことが,確認しあえるのである.言葉は話し手の考えの全てを表すことはできない.考えの一部しか表していないので,数回の聞き返しをすることによって具体化され,互いの理解が深まるのである.

基本スキル「承認すること」のエクササイズ

Iメッセージで承認するエクササイズ(図7)

題目:血糖値をよくするために(体重を減らすために),現在,頑張っていること,あるいは,過去の頑張った経験.
必要人員:クライアント(話し役),コーチ(聴き役),観察者(合図係を兼ねる)の3人で,一組となる.
具体的な方法:
・クライアントは,題目について話をする.

6章 コーチング・スキルを磨く

```
目的：I メッセージで承認する練習

3人一組となる（クライアント：話し役，コーチ：聴き役，観察者）

題目：血糖値をよくするために（体重を減らすために），現在，頑張っている
こと，あるいは，過去に頑張った経験

● クライアントの話を聴いたコーチは，まず I メッセージで承認します
● 次に，You メッセージによる承認もしてみます
● クライアントと観察者は，その違いに気をつけて観察しましょう
```

図7 「承認すること」のエクササイズ用スライド資料

- コーチは，その話を聴く．そして，クライアントの行動について，I メッセージ（p. 40 参照）で承認する．例えば，「あなたが毎朝早起きをして運動をしているということを聴いて，私はとても感心しました」などである．また，同様に You メッセージ（p. 40 参照）も用いてみる．例えば，「あなたは毎朝運動をしていますね」などである．
- クライアントと観察者は，I メッセージと You メッセージの違いに気をつけながら，観察する．
- 終了後，それぞれが感想を述べて意見をシェアする．

POINT 一般的に，I メッセージでの承認は，コーチの主観を伝えるため，相手から思わぬ誤解をされることは少ない．したがって，最も安全な承認の伝え方となる．You メッセージを使うときは，客観的な事実のみを述べて，感想や評価は加えないほうがよい．

基本スキル「伝えること」のエクササイズ

枕詞で許可を取るエクササイズ（図8）

題目：「今回の検査結果」を伝える．検査結果では，血清クレアチニンの値が大きく悪化し，腎臓の合併症は進行して，4期になっていた．つまり，腎不全になったことを伝える．

> 目的：枕詞で許可を取る練習

3人一組となる（クライアント：話し役，コーチ：聴き役，観察者）

> 題目：「今回の検査結果」を伝える．検査結果では，血清クレアチニンの値が大きく悪化し，腎臓の合併症は進行して，4期になっていた．つまり，腎不全になったことを伝える

- コーチは，1回目には枕詞を使わずに上記を説明します
- 2回目には「ちょっと言いにくいことですが，これから検査結果の説明をしてもいいですか？」などの枕詞で許可を得た後に，一拍おいて説明します

図8 「伝えること」のエクササイズ用スライド資料

必要人員：クライアント（話し役），コーチ（聴き役），観察者（合図係を兼ねる）の3人で，一組となる．

具体的な方法：

・コーチは，1回目には枕詞を使わず，題目を説明する．
・コーチは，2回目に「ちょっと言いにくいことですが，これから検査結果の説明をしてもいいですか？」などの枕詞で許可を得た後に，一拍おいて題目を説明する．
・終了後，それぞれが感想を述べて意見をシェアする．

POINT 　医療現場では，時に悪い知らせを患者に説明しなければならないことがある．そのとき，患者は精神的にショックを受けることになる．患者がショックを受けるからといって，説明を避けると，後にもっと大きなトラブルになることもある．説明は医療者の義務である．悪い知らせを説明する前に枕詞を使って，これから悪い知らせを伝えることを示唆すると，患者はプレショックとなるが，話の内容をきちんと聞く覚悟や準備ができるようになる．

6章 コーチング・スキルを磨く

総合的なコーチング・スキルのエクササイズ *【　】内は，コーチングのスキル

多くのスキルを含む総合的なエクササイズ（図9）

必要人員：クライアント（話し役），コーチ（聴き役），観察者（合図係を兼ねる）の3人で，一組となる．

具体的な方法：

・以下の対話をシナリオに沿って行う．
・クライアントは，コーチの質問に答える．
・観察者は対話の流れを注意深く観察する．

[コーチ]：現在のあなたのコミュニケーション能力は，理想的な状態を10点とした場合に何点ぐらいになりますか？【クローズ型質問】

[クライアント]：△点ぐらいだと思います（例えば「6点」などと答える）．

[コーチ]：その点数をつけた理由は何ですか？　0点ではなくて，△点なのはどのようなことからですか？【オープン型質問】

[クライアント]：○○だから，△点をつけました．

[コーチ]：○○という理由で自分に△点をつけたのですね．【傾聴とサマリー返し】

目的：I 総合的なコーチング・スキルの練習

3人一組となる（クライアント：話し役，コーチ：聴き役，観察者）
● 以下のシナリオに沿ってコーチングをしてください（コーチがクライアントに質問してください）
1. 現在のあなたのコミュニケーション（療養指導）能力は，理想的な状態を10点とした場合に何点ぐらいになりますか？
2. その点数をつけた理由は何ですか？　0点ではないのはどのような理由からですか？（理由を聴いたら，要約を返す）
3. 今後，その点数を2点（1点）上げるのに，何が必要だと思いますか？
4. そのことを，より具体的にイメージしてみましょう

図9 総合的なコーチングのエクササイズ用スライド資料

[コーチ]：今後，その点数を2点（1点）上げるのに，何が必要だと思いますか？【未来型質問】
[クライアント]：×××が必要だと思います（必要と考えたことを答える）．
[コーチ]：そのことを，より具体的にイメージしてみましょう．【言葉の塊をほぐす】

POINT　これまでに学習してきたスキルが，満載されたエクササイズである．クローズ型質問で自己採点をしてもらった後には，「オープン型質問」「傾聴とサマリー返し」「未来型質問」「言葉の塊をほぐす」というように展開する．

　クライアントから引き出されたことが「その人のなかにある答え」である．クライアントはその答えに気づいていたかもしれないし，気づいていなかったかもしれない．いずれにせよ，コーチとの対話によって「答え」が明確になったはずだ．コーチは質問を戦略的に行うことによって，クライアントのなかにある「答え」を引き出したことになる．

録音によるコーチング学習のススメ

　自らのコーチングのレベルは，自分では評価し難いものである．そこで，第3者に医療面接に立ちあってもらって，フィードバックを得ることは，とても有効な方法である．しかし，きちんとしたフィードバックができる観察者を見つけることは，簡単ではない．

　そこでお勧めなのが，自らの医療面接を録音することである．患者に許可を得て，医療面接での対話を録音するのである．後に，再生をしてみると，患者が話し終える前に話し出していたり，患者の前向きな発言に気づかずにスルーしていたり，あまり重要ではない患者の言葉に思わず反応してしまい対話の軌道を元に戻すのに苦労していたりしていることを，自ら確認できる．

　恥ずかしいうえに反省することだらけではあるが，自らのコーチング能力を振り返るにはよい方法である．また，ボイスレコーダーさえあれば，すぐに実行できるので，誰にでも実行可能な練習方法でもある．

6章 コーチング・スキルを磨く

日本臨床コーチング研究会

　自分のコーチングの技術を上達させたいのであれば、学習と練習を繰り返すしかない。これまで紹介したようなコーチング・エクササイズをグループで何度も実行することが望ましい。しかしながら、自分たちだけでコーチングのセミナーやワークショップを開催することは簡単ではない。実際にワークショップに参加して、経験を積まないとノウハウが身につかない。そのため、日本各地で行われているコーチングのスキルアップセミナーに参加することは、コーチングを実体験したい人にはとても有用である。

　筆者が所属する日本臨床コーチング研究会は、1年に1回の年次学術集会と、1年に2～3回のコーチング・スキルアップセミナーを日本各地で開催している。コーチングの有用性に関する講演、基本スキルのロールプレイを通した演習、医療界でコーチングを応用した経験やエビデンスの共有などが活動内容である。

　本研究会は、2006年に医療に特化したコーチングを研究し普及を図るべく設立された。最も特徴的なことは、入会資格を医療関係者に限定していることである。会長は、和歌山県立医科大学麻酔科の畑埜義雄名誉教授である。畑埜名誉教授は、コーチング・マネジメントを用いて、やりがいのある医局・病院づくりに手腕を発揮された方である。また、設立時にはメディカルサポート・コーチングの提唱者である奥田弘美氏も所属されていた。

　現在では、会員はさまざまな分野から所属しており、コーチングを応用しようと試みている。糖尿病領域では、那智勝浦病院の山本康久氏、長崎大学の山﨑浩則氏、済生会西条病院の金子由梨氏が頑張っていて、筆者にとっては大きな励みになっている。ほかにも、リハビリテーション、透析医療、眼科医療、医歯薬学生や研修医への指導などにコーチングを用いている会員が熱心に活動している。

　また、コーチングと心理学の関係や、源となる理論の研究に取り組んでいる会員もいる。本研究会に参加したことで、コーチングのもつ幅広いイメージが徐々に実感できるようになった。加えて、セミナーの講師を経験したことは自信にもなった。もし、医療におけるコーチングに興味があるなら、イ

ンターネットで「臨床コーチング研究会」を検索してほしい[2]．スキルアップセミナーに参加すると，コーチングの理論と実践を体験することができる．また，定期的にセミナーや学術集会に会員として参加し続けると，そのたびに新たな発見がある．興味がある方は，ぜひご参加いただきたい．

参考図書

医療におけるコーチングを学ぶのに有用と思われる図書を紹介する．

- **『メディカル・サポート・コーチング入門』**（奥田弘美，本山雅英．2003年；日本医療情報センター）

    ビジネス領域で注目されていたコーチングを医療に特化したコーチングにアレンジした本である．コーチング・スキルについて詳しく解説された名著であるが，残念ながら絶版となってしまった．

- **『メディカルサポートコーチング』**（奥田弘美，木村智子．2012年；中央法規出版）

    上記書籍のリメイク版で，内容がよりシンプルになっている．メンタルヘルスやホスピタリティに関連する内容も追加されている．

- **『ニュートリションコーチング（臨床栄養 別冊）』**（柳沢厚生，編．2006年；医歯薬出版）

    管理栄養士向けのコーチング本．栄養指導にコーチングを活かす方法が満載である．タイプ別コミュニケーションに関する記載も詳しい．

- **『コーチング・マネジメント』**（伊藤　守．2002年；ディスカヴァー・トゥエンティワン）

    ビジネスコーチングの詳しい解説本．コーチングに関することが，幅広く記載されている．コーチングを基礎から学びたい人向きである．

- **『健康のための行動変容』**（ステファン・ロルニック，ピップ・メイソン，クリス・バトラー〈地域医療振興協会公衆衛生委員会PMPC研究グループ，訳〉．2001年；法研）

    保健師向けに，受診者の行動変容を導く技法を数多く紹介している．内容は動機づけ面接法に基づいている．理論と具体的な方法（メソッド）を示すとともに，絶対にしてはならないことも記載している．少々ボリュー

ムがあるが，丁寧で納得のいく名著である．著者のロルニック氏は，動機づけ面接法の開発者の一人である．

- 『**対人援助職のための認知・行動療法**』（原井宏明．2010 年；金剛出版）

  認知行動療法の本であるが，精神科以外の分野でもたいへん役に立つ．糖尿病患者の行動変容に応用できそうな記載が多い．また，エビデンスが臨床に重要である理由を説得力のある文章で説明している．筆者はこの本に多大なる影響を受けている．

- 『**患者さんをやる気にさせるコミュニケーション**』（坂根直樹，監．武田薬品工業ホームページ．http://www.takedamed.com/hpdr/rootDir/communications/yaruki2/index.jsp）

  書籍ではなく，インターネットの website で読むことができる（一部を除き，閲覧のためには会員登録〈無料〉が必要）．楽しく，ためになる患者教育のツールが多く掲載されている．基本的に，患者に気づきを与えて，行動変容に導くスキルの紹介が中心となっており，コーチングと共通する部分が多い．

本書を読んでさらに詳しくコーチングを学びたいという気持ちになった読者の方には，上記書籍は参考になると思う．けれども，本を読むだけでは身につかないのがコーチングである．ぜひ，実践の場を求めていただきたい．

● 文献

1) Langewitz W, Denz M, Keller A, et al. Spontaneous talking time at start of consultation in outpatient clinic : cohort study. BMJ 2002 ; 325 : 682-683.
2) 日本臨床コーチング研究会ホームページ．http://rinsho-coach.net/mt/public/hp/

Column
患者さんから引き出されたアイデア

　Yさん（62歳，女性）は，運動療法をすれば血糖値が下がることがわかっている．「やらなければ」とも思っている．でも，なかなか運動をする気になれないでいた．何か，いい方法はないだろうか？　と，YさんやYさんの夫とコーチングの技法を取り入れながら話し合った．

■引き出されたアイデア

　Yさんは主婦で，スーパーマーケットなどのポイント集めが大好きであった．そこで，自分で運動ポイントカードを作成し，運動をすれば，Yさんの夫がハンコを押してくれることにした．ポイントカードがいっぱいになったら，何か好きなものを購入することができるという特典もつけた．結果，運動が楽しみになったとのことであった．

Column
この人も「コーチング」をしていた？
落合博満（プロ野球チーム「中日ドラゴンズ」元監督）

　落合博満元監督は，現役時代にプロ野球で3度の三冠王を記録した．その後，中日ドラゴンズの監督に就任している．『コーチング』というタイトルの本も書いている．

　当時，コーチングを理論的背景として，選手の能力を引き出す采配で，リーグ優勝を重ねた．例えば，以下のような発言が知られている．「俺が簡単だと思っていることが，彼らにとってはものすごく難しい．果たして彼らに言葉が届いているかどうかという壁にぶちあたる」．そこで，落合元監督は選手に，「おまえ聞いたよな，俺の言葉．いま，俺が何を言ったか，自分で言ってみな」[1]と言ったそうだ．これは，相手に復唱させることで，共通理解を深めていくことができる．

　また，以下のようにも言っている．「ここがいけない」と言うのではなく，「ここが素晴らしいね．それなら，ここも同じようにしてみたらどうだ」というような言い方がいいだろう．すごいと思ってしまった．

●文献
1) 落合博満. コーチング. ダイヤモンド社；2001.

謝辞

栄養・看護外来の準備，立ち上げ，継続に尽力していただいた全てのスタッフの皆様と患者さんに深く感謝いたします．また，本書の執筆を補佐していただいた秘書の秋永美和さんに感謝いたします．

2014年5月時点の栄養・看護外来メンバー（敬称略）

医師 　　　：二里哲朗，森芙美，森　良孝，松本一成
看護師 　　：吉田真由美，一瀬香津美，蛭子谷直美，静間靖代，松田安江，佐藤文子，坂口圭子，植木友理子，城山千鶴子，菅沼徳恵，野口早由里，井元陽子
管理栄養士：江口　愛，松永大輝，山下祐理子，大野彩香，山田陽子，太田陽子，貴島左知子

索引

あ行
相槌　28
アメーバ理論　5
頷き　27
栄養・看護外来　58
栄養・看護外来カンファランス　70
エンパワーメント　6
オウム返し　28
オートクライン　25
オープン型質問　30
オペラント行動　41
オペラント条件づけ　42

か行
過去型質問　34
観察者　82
感情的負担度　4
共感性　37
クローズ型質問　30
傾聴　24
肯定型質問　33
行動承認　40
行動目標設定　70
コーチング　7
コーチングの3原則　58
コーチング・フロー（流れ）　46

国民健康・栄養調査　2
言葉の塊をほぐす　36
今月のテーマ　62

さ行
サマリー返し　26
自己効力感　39
指示待ち　10
歯周病　79
主題（アジェンダ）　63
承認　39
尋問のポジション　19
信楽園病院　59
スキル　23
成果承認　40
成長承認　40
ゼロポジション　24
存在承認　40

た行
ティーチング　9
糖尿病性腎症　79
糖尿病網膜症　78

な行
二元評価　69

日本臨床コーチング研究会　94

は行
パラクライン　25
否定型質問　33
フィードバック　93
フットケア外来　61
プライベートスペース　20
ペーシング　21

ま行
枕詞　43
未来型質問　34
命令のポジション　19
メタアナリシス　50

や行
要望　43
抑うつ状態　4
抑うつ度　4

ら行
ランダム化比較試験　50
レビュー　50

欧文・数字
Blackberry ID　54
DCCT　2
EBM(Evidence Based Medicine)　50
Helpful Responses Questionnaire　38
Iメッセージ　40
Kumamoto Study　2
PEACH (Patient Engagement And Coaching for Health)試験　54
PubMed　50
self efficacy　39
UKPDS　2
Youメッセージ　40
4ステップモデル　46

中山書店の出版物に関する情報は，
小社サポートページを御覧ください．
http://www.nakayamashoten.co.jp/
bookss/define/support/support.html

コーチングを利用した糖尿病栄養看護外来
― 行動変容を促すスキルを身につける ―

2015年2月1日　初版第1刷発行ⓒ　〔検印省略〕

著　者 ……………… 松本一成（まつもとかずなり）
発行者 ……………… 平田　直
発行所 ……………… 株式会社 中山書店
　　　　　　　〒113-8666　東京都文京区白山 1-25-14
　　　　　　　TEL 03-3813-1100（代表）　振替 00130-5-196565
　　　　　　　http://www.nakayamashoten.co.jp/
本文デザイン・装丁 ……… 臼井弘志＋藤塚尚子（公和図書デザイン室）
DTP・印刷・製本 ……… 三松堂株式会社

ISBN978-4-521-73998-4
Published by Nakayama Shoten Co., Ltd.　　　　　Printed in Japan
落丁・乱丁の場合はお取り替えいたします

・本書の複製権・上映権・譲渡権・公衆送信権（送信可能化権を含む）は株式会社中山書店が保有します．

・ JCOPY ＜(社)出版者著作権管理機構 委託出版物＞
本書の無断複写は著作権法上での例外を除き禁じられています．複写される場合は，そのつど事前に，(社)出版者著作権管理機構（電話 03-3513-6969, FAX 03-3513-6979, e-mail: info@jcopy.or.jp）の許諾を得てください．

・本書をスキャン・デジタルデータ化するなどの複製を無許諾で行う行為は，著作権法上での限られた例外（「私的使用のための複製」など）を除き著作権法違反となります．なお，大学・病院・企業などにおいて，内部的に業務上使用する目的で上記の行為を行うことは，私的使用には該当せず違法です．また私的使用のためであっても，代行業者等の第三者に依頼して使用する本人以外の者が上記の行為を行うことは違法です．

レジデントのための糖尿病・代謝・内分泌内科ポケットブック

レジデント必携の現場感覚あふれる実践マニュアル!

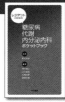

監修●野田光彦（国立国際医療研究センター）
編著●田中隆久（東京山手メディカルセンター）
辻本哲郎（国立国際医療研究センター）
小菅由果（元 伊藤病院）
財部大輔（多摩北部医療センター）

新書判／2色刷／384頁／
定価（本体3,200円＋税） ISBN978-4-521-73964-9

本書のポイント
- 新進気鋭の若手専門医4名による分担執筆．臨床現場で実際に役立つ実用的なガイド．
- 糖尿病をはじめ，高血圧，脂質異常症，高尿酸血症などの代謝疾患，ホルモンの異常による様々な内分泌疾患を幅広く扱っているほかに，救急対応と電解質異常についても，第Ⅰ部で詳しく解説．
- 各項目冒頭の「ここがポイント！」の欄で，要点が一目でわかる．簡潔な説明で，重要事項を余すことなくちりばめた内容構成．診療のフローチャートなど，多数の図表を用いて解説されており，視覚的にも理解しやすい．
- 知っていると差がつくコラムも満載．付録の略語一覧や主要な機能検査一覧，糖尿病注射薬一覧も便利．

各種エビデンスを参考とし，日常臨床ですぐに役立つ実用情報を満載!

Visual ヴィジュアル 糖尿病臨床のすべて

シリーズ完結！

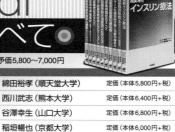

編集主幹●荒木栄一（熊本大学）　B5判／並製／各巻240〜370頁／本体予価5,800〜7,000円

●全10冊の構成と専門編集

● 最新インスリン療法	綿田裕孝（順天堂大学）	定価（本体5,800円＋税）
● 糖尿病合併症─鑑別ポイントとベスト管理法	西川武志（熊本大学）	定価（本体6,400円＋税）
● スマートな糖尿病診断と治療の進め方	谷澤幸生（山口大学）	定価（本体6,800円＋税）
● 糖尿病治療薬の最前線	稲垣暢也（京都大学）	定価（本体6,000円＋税）
● 糖尿病網膜症のすべて	前川 聡（滋賀医科大学）	定価（本体6,400円＋税）
● 糖尿病予防と治療のエビデンス	植木浩二郎（東京大学）	定価（本体6,800円＋税）
● 小児・思春期糖尿病の対応マニュアル	池上博司（近畿大学）	定価（本体6,800円＋税）
● 糖尿病腎症のすべて	古家大祐（金沢医科大学）	定価（本体6,800円＋税）
● 糖尿病性神経障害─基礎から臨床のすべて	中村二郎（愛知医科大学）	定価（本体7,000円＋税）
● 糖尿病患者の食事と運動─考え方と進め方	山田祐一郎（秋田大学）	定価（本体5,800円＋税）

この1冊でカーボカウント・インスリンポンプ・CGMがわかる！

糖尿病3Cワークブック

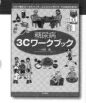

ワークへのチャレンジで自然と理解が深まる！　「へぇー」と思わず言ってしまうトリビア満載のコラム群

著●村田 敬（（独）国立病院機構京都医療センター糖尿病センター）
A4判／並製／192頁／定価（本体3,400円＋税） ISBN978-4-521-73691-4

中山書店 〒113-8666 東京都文京区白山1-25-14 TEL 03-3813-1100 FAX 03-3816-1015
http://www.nakayamashoten.co.jp/